_____ 님께

_____ 드림

전담간호사가 필요해

첫째판 1쇄 인쇄 | 2025년 6월 1일
       1쇄 발행 | 2025년 6월 4일

저 자 | 함성준
발 행 인 | 모형중
편 집 인 | 간호사적응연구소
디 자 인 | 김미진
발 행 처 | 포널스
등 록 | 제2017-000021호
본 사 | 서울시 강북구 노해로8길22 3층
창 고 | 서울시 강북구 노해로8길22 2층
전 화 | 02-905-9671   Fax | 02-905-9670

ⓒFORNURSE 2025년, 전담간호사가 필요해
Copyright©2025 ALL RIGHTS RESERVED

본서는 지은이와의 계약에 의해 포널스 출판사에서 발행합니다.
본서의 내용 및 삽화 일부 혹은 전부를 무단으로 전재 및 복제하는 것은 법으로 엄격히 금지되어 있습니다.

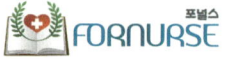
www.fornursebook.com

📕 도서 반품과 파본 교환은 본사로 문의하시기 바랍니다.
📕 검인은 저자와의 합의로 생략합니다.

ISBN 979-11-6627-645-3   93510
정 가 25,000원

제도 밖에서 현장을 떠받치는 간호의 실체

전담간호사가

오늘도 전공의를 대신해 병원을 움직인다.

필요해

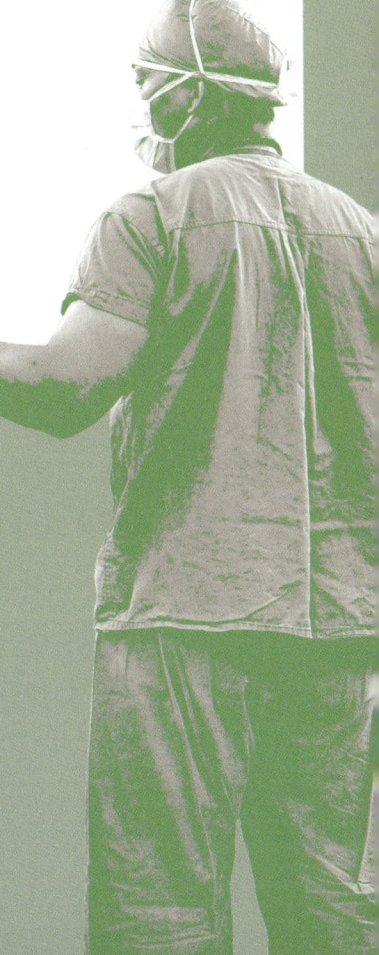

| 프롤로그 |

"간호법은 시작되었지만, 전담간호사는 여전히 제도 밖에 있다"

2025년 6월 21일, 대한민국에 마침내 간호법이 시행됩니다.

오랜 시간 기다려온 간호사의 전문성과 독립성을 인정하는 첫걸음이 법으로 제도화된 것입니다.

그러나 이 역사적인 진전 속에서도 '**전담간호사**'는 여전히 법과 제도의 테두리 밖에 서 있습니다. 이름은 있지만, 자격도 없고, 기준도 없으며, 어떠한 권리도 명시되어 있지 않은 '제도 밖의 존재'로 남아 있는 현실입니다.

전공의 부족으로 인해 흉부외과, 외과, 신경외과를 중심으로 시작된 전담간호사의 역할은 이제 응급실, 중환자실, 병동, 외래, 교육 현장까지 빠르게 확장되고 있습니다.

의료 기술의 발전과 환자의 요구 증가는 간호사를 단순한 보조자에서 벗어나 전문적인 판단을 수행하는 임상 파트너로 성장시켰습니다. AI와 로봇이 간호의 손발을 대신해주는 시대, 전담간호사는 환자의 몸과 마음을 통합적으로 이해하고 돌보는 감각이 되어야 합니다.

하지만 여전히 그들은 '무자격 전문직'이라는 경계에 머물고 있습니다. 간호법 제2조(정의)에서는 "간호사등"을 간호사, 전문간호사, 간호조무사로만 규정하고 있으며, **제14조 진료지원업무**에 대한 자격 요건 또한 전문간호사 자격 보유 및 보건복지부령으로 정한 임상경력·교육과정 이수자로만 한정되어 있습니다.

전담간호사를 위한 명확한 규정, 권한, 기준은 어디에도 없습니다.

이는 간호법이 진료지원 중심의 절반짜리 제도화에 머물러 있다는 점을 보여줍니다.

현장의 실질적 간호를 책임지고 있는 이들에게는 여전히 제도적 보호가 부재한 상태입니다.

이 책은 그런 '불완전한 제도' 속에서도 묵묵히 환자 곁을 지켜온 전담간호사들의 이야기입니다. 대한민국 3차 의료기관에서 전공의를 대신해 병원을 실제로 움직이는 손들, 그리고 지금 이 순간 간호의 미래를 설계하는 조용한 주인공들이 바로 그들입니다.

이제 우리는 질문해야 합니다.
"왜 간호법에는 교육전담간호사만 명시되어 있을까요?"
"이토록 중요한 역할은 언제까지 제도 밖에 머물러야 할까요?"
이 책을 통해 전담간호사의 진짜 모습과 가치를 조명하고,
제도화의 필요성을 함께 고민하며 이들의 미래를 모색해보고자 합니다.

간호법 시행이라는 역사적 전환점에 맞춰, 전담간호사를 향한 이해와 논의가 먼저 시작되어야 한다는 마음으로 이 이야기를 담았습니다.

2025년 6월 21일, 간호법 시행을 기념하며

전담간호사 **함성준** 씀

목차

프롤로그 _

1. 전담간호사의 다양한 모습

01. PA의 응급실 업무 ··· 13
02. 수술실 SA(Sugical Assistant) ····························· 15
03. 중환자실 PA ··· 18
04. 병동 PA ·· 20
05. 외래 PA ·· 22
06. 교육전담간호사 ·· 23
07. 전담간호사만이 겪을 수 있는 특별한 경험 ············ 25

2. 대한민국간호사의 분류체계

01. 분야별 간호사 ·· 28
   가) 전담간호사 / 나) 전문간호사 / 다) 일반간호사 /
   라) 진료지원업무를 수행하는 간호사

3. 전담간호사의 필수요소 3가지

01. 환자의 생명 앞에 거짓말은 없다. '정직'이 첫 번째이다 ··············· 37
02. 간호는 혼자하는 것이 아니다. '협동'이 두 번째이다 ··············· 39
03. 맥락적 사고 ·· 41

4. 전담간호사가 알아야 할 10가지 꿀팁

01. 환자 상태 관찰 ··· 45
02. 업무의 우선순위 정하기 ································· 47
03. 의약품 관리 및 투약 ······································· 51
04. 의사소통 ·· 53
05. 기본 간호 술기 ·· 55
06. 응급 상황 대처 ·· 57
07. 감염관리 ·· 59
08. 환자 교육과 전달력 ·· 63
09. 윤리와 환자 존중 ·· 67
10. 자기관리 ·· 71

5. 전담간호사의 오해와 진실 Q&A

전담간호사는 일반 병동 간호사와 어떻게 다른가요? ········ 75
전담간호사가 담당하는 주요 업무는 무엇인가요? ············· 76
전담간호사는 어떤 의사 업무를 수행할 수 있나요? ·········· 77
전담간호사는 단독으로 환자를 치료할 수 있나요? ············ 77
전담간호사가 되려면 어떤 경력이 필요한가요? ················· 79
신규 간호사도 전담간호사가 될 수 있나요? ······················· 80
신규 간호사가 전담간호사가 되면 어떤 장점과 어려움이 있나요? ········ 81
특정한 자격증이나 교육이 필요한가요? ······························· 82
전담간호사의 근무 시간과 연봉은 어떻게 되나요? ············ 83
병원에서 전담간호사를 따로 모집하나요, 아니면 지원해야 하나요? ······ 83
왜 일반 간호사는 전담간호사를 하려는 사람이 적나요? ······ 84
전담간호사의 가장 큰 장점과 단점은 무엇인가요? ············ 86
전담간호사는 의사가 하라는 것만 하는 로봇 같은 존재인가요? ········· 87
전담간호사에서 더 발전할 수 있는 경로는 무엇인가요? ······ 88
전담간호사로 오래 일할 수 있나요? ····································· 90
해외에서도 일할 수 있나요? ·· 91
수술실 간호사가 수술 전담간호사인가요? ··························· 92
수술 전담간호사가 하는 퍼스트 어시스트(First Assist)의 역할은 무엇인가요?
··· 93

6. 전담간호사의 역할과 책임

01. 내가 맡은 역할과 책임 ·· 95
02. 환자의 건강에 대한 책임 ··· 97
03. 의료인으로서의 책임 ··· 99

7. 전담간호사의 비전

01. 로봇과 전담간호사 ··· 102
02. AI와 전담간호사 ·· 106
03. 전담간호사의 미래 ··· 109

8. 전담간호사 에피소드

01. 간호사라는 직업의 보람과 기쁨 ································· 113
02. 내리업무 대리업무 ··· 115
03. 전담간호사와 의사, 친구이자 동료로서 ····················· 118
04. 이 이야기를 책에 담는 이유 ······································ 121
05. 욕하는 의사는 있어도 욕하는 간호사는 없다 ············ 122

9. 전담간호사의 딜레마

01. 의사들의 무리한 요구 ·· 126
02. 근무형태 ·· 128
03. 환자와 보호자의 과도한 기대 ···································· 131
04. 동료 간호사와의 갈등과 역할 혼선 ··························· 132
05. 전문성 인정 부족과 낮은 보상 ·································· 133
06. 법적 책임의 회색지대 ·· 134
07. 자기 정체성의 혼란 ··· 135

10. 누구도 말하지 않는 전담간호사의 고충

01. 업무와 보상 간의 불균형 ·· 137
02. 사라진 존중감 ·· 138
03. 고난도 업무와 경계의 모호함 ··· 140
04. 불규칙한 근무와 온콜(응급 호출) ··································· 141
05. 의사소통 문제 ·· 142

11. 전담간호사의 생존법 3가지

01. 신뢰! 단정한 외모 ·· 144
02. 센스! 낄끼빠빠 ·· 145
03. 간호사의 '필살기' 미소 ··· 147

12. 전담간호사로서의 욕구

01. 중요한 건 꺾이지 않는 마음 ··· 150
02. 전문성을 향한 갈망 ·· 152
03. 발전하고 싶은 부분 ·· 154

13. 전담간호사를 위한 건강관리와 자기 돌봄

01. 잠깐 멈추기 ·· 157
02. 작은 성취를 기록하기 ·· 158
03. 일단 웃는표정부터 해보자 ··· 159
04. 몸의 건강이 마음의 건강 ·· 160
05. 작은 감사, 큰 행복 ··· 161
06. 이야기 나누기 ·· 162

14. 나만의 간호철학

01. 간호란 무엇인가 ··· 164
02. 간호에 대한 나이대 별 생각 ······················ 167
03. 간호철학 만들기 ·· 169

15. 더 나은 의료현장을 꿈꾸며

01. 의료수가 ··· 173
02. 간호환경 ··· 176
03. 전담간호사의 도전을 꿈꾸며 ······················ 179

에필로그 _ ··· 181

특별부록

1. 전담간호사 Self 심리테스트 ······················· 185
   1) 나는 전담간호사가 적성에 맞을까?
   2) 나는 어떤 타입의 전담간호사일까?
   3) 나는 어떤 유형의 전담간호사일까?

2. 전담간호사 생존 능력 테스트 ···················· 192
   1) 나는 전담간호사의 업무 강도를 버틸 수 있을까?
   2) 전담간호사 멘탈방어 테스트

3. 재미로 보는 전담간호사별 동물 유형 ········· 194

1. 전담간호사의 다양한 모습

원래 미국에는 약물처방과 의료 결정권을 가지고 담당 의사의 지휘아래 환자와 간호사를 관리 감독할 수 있는 NP(Nurse Practitioner) 간호사가 있다. 고급 간호 실무를 수행하는 임상간호사의 최고급 버전이며 미국과 뉴질랜드의 CNS(Clinical Nurse Specialist)나 호주의 CNC(Clinical Nurse Consultant) 등 다양한 형태의 고급 간호사가 있다. 이들은 전문성을 바탕으로 다양한 의료현장에서 중요한 역할을 맡고 있다. 반면, PA(Physician Assistant)는 미국에서 의사 업무를 보조하는 고도로 훈련된 의료인이지만 간호사는 아니다.

PA는 교육과정, 자격, 역할이 완전히 다르다. 하지만 우리나라는 이러한 역할이 의료법상이나 현재 실제 근무형태에서도 '전담' 또는 PA로 지칭하고 있기 때문에, 안타깝지만 전담간호사라는 현재 상황에 맞게 좀 더 집중해서 풀어보고자 한다.

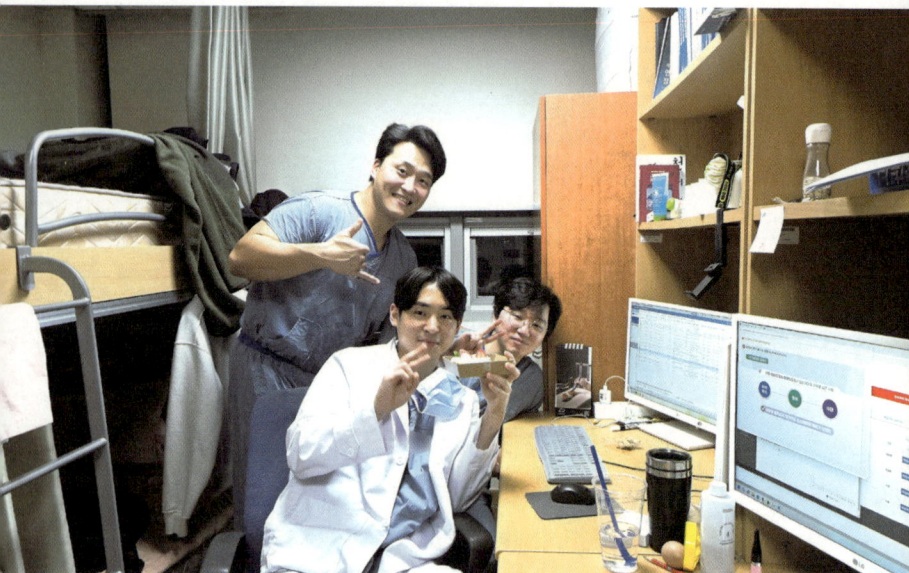

퇴근 못한 후배 전담간호사의 생일을 축하하며.

01 PA의 응급실 업무

잠시 정형외과 전담간호사로 근무를 할 때 일이었다. 진료과 학회가 있던 날로 기억된다. 그날은 학회에 갔던 레지던트가 오는 길에 차가 막혀 잠시 인력의 공백이 발생한 날이었다.

"전담간호사 선생님, 응급실이 좀 급해요!"

수술을 보조하는 중, 급하게 도와달라는 외침에 응급실로 뛰어 내려가 레지던트의 일을 도와주게 되었다. 응급실은 영화보다 더 영화같은 상황이었다. 피로 범벅이 된 팔 절단환자가 도착해 있었다. 술을 마시고 차를 운전하다가 잠시 바람을 느끼고 싶었나보다. 창문을 열고, 팔을 뻗고 운전하다 가드레일에 팔이 절단되었다고 한다. 환자는 자신의 팔을 챙겨 병원으로 운전해서 왔다. 응급실에서 전문의 선생님이 절단부위 위로 압박을 하는 것을 도와주고 세척을 진행했다. 어느 정도 상황이 진정되고, 응급실 선생님들은 분주하게 검사와 환자 과거력을 알아보았다. 응급실에서의 업무는 해당 과의 교수님이 도착하실 때까지 앞으로의 치료진행에 차질없게 준비하는 것이 주된 업무였다. 교수님께 환자에 관해 간략하게 브리핑한 뒤 어떤 검사를 할지 오더를 받아 검사에 관해 설명을 했다. 검사를 마치면 교수님께 검사결과를 노티하고 수술이 확정 될 시 수술실과 마취과에 어레인지를 했다.

사실 이런 업무들이 의사의 업무이지만, 현실은 인력에 한계가 있고 공백이 발생하는 부분들이 있다. 전담간호사는 이러한 업무의 경계를 넘나들며 치료에 차질이 없게끔 도와준다. 보통은 전문적인 응급실 선생님들이 주로 모든 것을 해결해주시기 때문에 응급실 전담이 따로 있지는 않고, 교수님 밑에 인턴, 레지던트가 없는 병원이나 상황인 경우 병동이나 중환자 담당 전담간호사가 응급실에 부득이하게 잠시 가서 업무를 하곤 한다. 물론 이건 내가 경험한 병원의 시스템이었다. 어떤 순간은 머리에 피가 고여 응급으로 그 자리에서 두개골에 구멍을 뚫고 배액관을 넣는 순간도 있어 *"전담간호사, 도와줘요!"*를 외친다. 원래 근무장소는 아니지만, 막상 손이 부족해 뛰어가서 도와줘야 할 순간이 더러 발생한다. 응급상황이라 긴장으로 스트레스가 극에 달하지만 '절대로' 흥분해서 실수하면 안된다.

법적으로 가장 많은 문제가 발생할 수 있는 공간 중 하나이며 전담간호사로서 확실하게 선을 지키며 서 있어야 문제없이 일을 마칠 수 있는 살얼음판 같은 곳이기 때문이다.

02 수술실 SA(Sugical Assistant)

    수술실 간호사는 보통 Scrub nurse, Circulationg nurse로 구분하는데 SA는 그들의 업무와는 다르게 교수님(전문의), 전공의와 함께 직접적인 수술참여를 한다. 기본으로 Anatomy는 알고 있어야 하고 수술의 전반적인 process를 알고 있어야 한다. 전체적으로는 수술실 SA의 업무는 원활히 수술이 진행 될 수 있도록 수술실 간호사와 마취과 간호사, 그리고 진료과의 중간에서 조율과 준비를 한다. 의료공업팀과의 긴밀한 협력을 통해 진료과에서 구입한 고가의 장비 사용법을 숙지하고 문제가 없도록 관리하기도 한다. 그 외, 환자가 수술실에 들어가기 전, 필요한 확인사항과 주의할 점, 그리고 수술별로 환자의 주의할 점을 교육하는 것까지 업무는 굉장히 다양하다. 수술 전 준비와 수술 후 정리까지 무거운 환자와 기구를 옮기고 배치하는 것은 기본이다.

    수술이 시작하면 교수님이 환자와 수술부위 확인 후 손을 내민다.
"메스"

    전공의와 교수님 사이에서 주고받은 짧은 대화들을 들으며, 수술의 다음단계를 머릿속으로 그려본다. 수술 시작 전, 환자의 히스토리와 검사항목들을 다시한번 확인했고, 수술을 시뮬레이션 했다.

환자는 70대 남성으로 척추 협착증으로 인해 걷기가 힘들정도로 고통을 호소했다. 이 수술은 환자의 삶의 질을 바꿀 수 있는 중요한 수술이다. 교수님 앞에서서 출혈이 시야를 가리지 않게 빠르게 피를 훔친다. 적절한 타이밍에 적절한 수술기구를 수술부위에 넣어 매끄러운 수술이 진행되도록 한다. 단순한 보조업무처럼 보일 수 있겠지만 환자의 수술시간을 단축하고 매끄럽게 수술이 진행되기 위해서는 필수적이다. 기구를 한번 잘못 건네거나 순서를 놓친다면 수술의 흐름은 그 순간 엉킬 수 있다. 그래서 나는 교수님과의 '호흡'을 무엇보다 중요하게 여긴다. 교수님이 뭘 원하는지 말하지 않아도 바로 알 수 있을만큼의 집중력과 준비성이 필요하다.

수술이 끝나면 교수님이 "선생님 고생했어요. 고마워요"라며 내게 눈웃음을 건넨다. 환자의 마취가 깨는 것을 보며 다시한번 안도감이 밀려온다. 그가 고통없이 걸을 수 있는 날을 떠올리니, 이 모든 긴장이 보람으로 바뀌었다.

내가 근무하는 곳은 국내 유일의 중증외상수련센터이다. 그만큼 전국에서 사람들이 몰리고 각종 외상환자들이 헬기와 구급차로 실려온다. 늘 수많은 수술케이스가 있고 365일 24시간 분주하다. 과거에는 수술실이라는 공간 안에서의 일에만 집중하면 되었지만, 지금은 이야기가 다르다. 업무는 많고 필요한 곳은 많은데 인력은 부족하다. 수술방 뿐 아니라 진료과의 요청으로 갑작스런 침습적 치료가 필요할 때 여기저기 긴급투입될 때도 많다. 요즘은 특히 더 그렇다. 전공의 수가 줄어들면서 수술방은 물론, 진료과의 요청에 따라 다양한 현장으로 긴급 투입되는 일이 잦아졌다. 다른 병원에서는 수술전담간호사의 활동 영역이 각 병원내규에 따른 차이가 있겠지만, 나의 필드에서는 업무 범위가 수술실을 넘어서며, 더 많은 지식과 경험, 그리고 빠른 판단력이 요구된다.

중환자실, 응급실, 병실, 뇌혈관센터의 혈관조영실까지, 우리가 가야 할 곳은 점점 많아지고 있다. 그러다 보니 나도 자주 생각하게 된다. *"이제는 어떤 모습의 SA가 되어야 하는 걸까?"*

과거의 역할에만 안주할 수 없는 지금, 나 역시 변화에 맞춰 나아가야만 한다는 것을 절실히 느낀다. 그래서 스스로에게 끊임없이 묻는다.

나는 어떤 SA가 되어야 하는지, 이 급변하는 의료 현장에서 어떻게 환자와 동료들에게 더 든든한 존재가 될 수 있을지.

03 중환자실 PA

　새벽 2시, 띵띵거리는 기계음이 조용한 중환자실에 울려퍼진다. 방금 뇌수술을 마치고 들어온 50대 여성환자의 혈압이 급격히 올라가고 있었다. 이미 머릿속에서 다량의 출혈이 있었기 때문에 더 혈압이 올라간다면 다시 출혈이 발생하여 재수술을 해야 할 수도 있는 상황이다. 환자의 상태를 빠르게 파악하고 주치의에게 연락한다. 전화벨이 울리는 동안 중환자실간호사에게 말한다. "페르디핀이랑 만니톨 꺼내와주세요" 중환자실 간호사는 약을 준비하고 주치의가 전화를 받았다. 환자에 대해 노티하니 바로 오더를 내린다. "페르디핀 2cc 지금 주세요. 필요한 약은 바로 추가처방할께요." 환자가 빠르게 안정되고 추가적으로 뇌압과 부종을 줄여주는 만니톨(Mannitol)도 추가로 처방되어 주입되었다.

　중환자실 간호사에게 주치의의 오더를 전달하고 혹시나 발생할 여러 가지 상황들을 예상해본다. 중환자실에서 중요한 건 '예상능력'이다. 의사의 판단을 기다리기만 해서는 늦을 수도 있다. 중간중간 중복되는 오더나 기본적으로 복사 붙여넣기하는 오더들도 걸러주어야 한다. 평소와 다른 오더를 확인하고 걸러야 한다. 전담간호사는 무작정 거르는 것이 아닌 거르면 안될 것과 이유까지 다시 재확인을 해주어야 한다. 중환자실에서는 각종 검사와 약물의 오더가 산더미같이 몰려올 때가 있어 전담간호사는 이것들을 미리 예상할 수 있는 능력이 있어야 한다.

그래야 의사와 중환자실 간호사 모두가 한팀으로 매끄럽게 환자의 치료를 이룰 수 있다. 환자의 상태를 정확히 파악하고, 몇단계 앞서 움직이는 것이 이곳의 생명줄이다.

결국 환자의 혈압이 서서히 안정되기 시작했다.

"이제 괜찮아질거에요. 힘내세요"

비록 환자는 의식이 없었지만, 나는 그렇게 작은 위로와 응원을 속삭였다.

나와 함께 전담간호사를 지냈던 선생님 한 분은 중환자실과 응급실에서 15년 이상의 경력이 있던 분이었다. 선배님은 많은 경험으로 내가 겪은 상황들보다 훨씬 심각한 상황들도 탁월하게 해결하는 능력자셨다. 내가 수술실과 병동, 중환자실을 헐레벌떡 뛰어다니면 선배님은 병동과 중환자실을 오가며 내가 놓친 일들을 정리해 주셨다. 전담간호사로서 나의 경험들은 그분에 비하면 새발의 피지만 함께 일하며 많은 것을 배우고 느낄 수 있었다. 중환자실의 전담간호사의 경우 노련함과 예측능력이 많이 필요하다는 것, 그리고 처방과 처치에 대한 이해력이 필요하다는 것이다. 신규로서 바로 전담간호사로 근무하는 것이 불가능하진 않겠지만, 중환자실의 전담간호사같은 경우는 특히나 '경험이 많은 경력있는 간호사가 업무를 맡아서 하는 것이 좋을 수 있겠구나' 항상 생각이 든다. 환자를 위해서, 그리고 함께 일하는 팀원들을 위해서도 좋을거라 생각한다.

04 병동 PA

해가 뜨기 전, 병동 PA의 업무는 이미 시작되고 있다. 컴퓨터 화면엔 밤새 기록된 노트들이 빼곡하고 의사들이 회진을 시작하기 전, 병동 PA들은 이미 '한번의 전투'를 끝낸 상태다. 출퇴근 시간이 정해져 있지만 그건 의미가 없다. 병원 시스템과 환자의 시간은 병동 PA를 기준으로 흐르지 않는다.

업무 특성상, 이른아침 시작되는 의사들의 브리핑 시간 전에, 환자에 대한 파악이 마무리 되어야 일이 시작되기 때문이다. 병동 PA가 퇴근을 하고 난 뒤에 밤 시간 동안 병동에 환자들에게 무슨 일이 있었는지, 환자의 상태 뿐 아니라 환자가 요구하는 것이 무엇이 있는지 미리 파악해야, 회진 때 보고 하고 피드백 받기 좋아진다. 혹시라도 전날 사건사고가 있던 건 아닌지, 새벽에 검사나간 혈액검사에서 유의미한 수치의 변화가 있는지, 배액은 어느 정도 되는지 확실하게 알고 있어야 한다. 그래야 그날 환자의 치료 방향이 결정될 수 있고 타과와의 협진이나 추가검사, 수술의 준비, 퇴원 여부가 결정된다. 내가 보고한 정보 하나가 수술을 당겨오고, 내가 설명한 말 한마디가 보호자의 불안을 가라앉힌다.

회진 시간은 의사가 환자와 짧게 인사하는 순간에도 많은 정보를 파악하고 빠른 결정을 내려야 하는 중요한 시간이다. 회진하는 동안 환자의 정확한 정보를 전달하고, 오더를 받아 즉시 업무를 이어가려면, 정해진 출근시간에 맞춰 일하기엔 역부족이다. 실제로는 출근 전부터 업무가 시작되고 있는 셈이다. 물론 병원에서는 출근부터 퇴근까지의 업무 시간만 인정해준다. 환자의 드레싱이나 회진이 늦어져 발생하는 추가오더에 대해 해결하고 퇴근해야 할 때는 오버타임 인정을 안 해주는 경우도 많아 억울할 때가 태반이다. 하지만 누구보다 가까운 곳에서, 환자와 보호자에게 마음으로 마주하는 가족같은 존재가 될 수 있다. 가까운 곳에서 깊은 신뢰와 공감을 바탕으로 진정한 라포를 형성하는 소중함과 특별함을 가진 위치이다.

아마, 병동 PA들은 오늘도 정해진 출근 시간보다 먼저 병원에 도착해 있을 것이다. 누구보다 환자 곁에 먼저 도착해 있을 것이고 환자의 상태를 살피고 있을 것이다. 퇴근할 때는 이미 처리 못한 오더가 있을 것이고, 해결하고 나면 퇴근시간은 지나있을 것이다.

병동 PA는 퇴근시간 뒤에도 남은 업무과 감정들을 함께 안고 집으로 간다. 기록되지 않는 일들, 인정받지 못한 시간들, 설명할 수 없는 피로감까지, 그 많은 헌신과 고됨을 글로 표현할 수 없다. 매일 진행되는 회진 때마다 피로를 감추고 웃으며, 환자와 보호자에게 좋은 에너지를 전하고자 몸속에 에너지를 쥐어짠다. 지치지만 그 자리에 계속 서 있는 이유는 분명하다. 환자의 삶을 회복시키는 가장 현실적인 연결고리가 바로 병동 PA기 때문이다.

05 외래 PA

보통은 응급실이나 외래는 따로 전담간호사를 두지 않는다. 보통은 병동에서 일하다 내려와서 잠시 검사나 처치를 해주고 올라가는 정도다. 보통은 교수님이 동의서를 받았지만 다시한번 검사의 필요성과 이해가 필요한 경우 다시 설명을 해준다. 그리고 봉합실이 남아있는 경우 실밥을 제거해주러 가고, 뇌파 검사나 상처부위 소독을 해야 하는 경우 도와주러 가기도 한다. 여러 가지 환자를 파악할 때 진료과 내에서 할 수 있는 검사들을 준비하고 진행하는 의사에게 보고한다. 병동이나 중환자실에서 바쁘게 일하다 내려가는 것이기 때문에 정신없이 업무를 수행하고 다시 올라가서 일할 때가 많다.

예전에 척추수술을 받고 퇴원했던 70대 남성 환자가 외래 진료실에 찾아왔다. 수술 후 봉합부위가 잘 아물었고, 봉합해 놨던 실도 제거했다. 수술을 하고 중환자실에 갔다가 병실로 돌아와 걷기훈련까지 따로 교육해주었던 분이었다. 많은 시간을 인사하고 얘기를 나누었던 분이라 특히나 기억에 남는다.

"이제는 산책도하고, 손자랑 공놀이도 합니다. 정말 감사합니다"

환자분이 전해준 회복 소식은 내 일에 대한 자부심을 다시 일깨워주었다. 비록 끊임없는 업무와 바쁜 일정 속에서 지칠 때도 있지만, 이렇게 환자가 다시 일상으로 돌아가는 모습을 볼 때마다 나는 전담간호사로서 얼마나 가치있는 일을 하고 있는지 깨닫는다.

06 교육 전담간호사 (출처:보건복지부)

    교육전담간호사는 새로운 간호사들이 병원에 적응하고, 실무 능력을 키울 수 있도록 돕는 전문가다. 단순한 이론 교육을 넘어, 병원에서 필요한 기술과 경험을 전수하고, 환자 앞에서 스스로를 믿고 행동할 수 있도록 지도한다.

    보건복지부는 2023년 「의료법 시행규칙」 개정을 통해 '교육전담간호사의 자격과 배치 기준을 명확히 정했다. 이에 따라 300병상 이상의 종합병원에는 최소 2명의 교육전담간호사가 배치되어야 하며, 병상이 250개씩 늘어날 때마다 1명씩 추가로 배치할 수 있다. 또한, 교육전담간호사는 임상 경력 2년 이상을 갖춘 간호사 중 관련 교육을 이수한 전문가로 지정된다.'고 했다.

    이러한 변화는 병원 내 간호 교육이 보다 체계적으로 이루어질 수 있도록 하기 위함이라 생각한다. 교육 전담간호사는 신규 간호사뿐만 아니라, 기존 간호사들에게도 새로운 의료 기술과 변화하는 치료법을 교육하며, 병원 내 간호 수준을 높이는 중요한 역할을 한다. 단순히 기술을 가르치는 것이 아니다. 신규 간호사가 병원에서 오래 일할 수 있도록 정착을 돕고, 직무 만족도를 높이며, 궁극적으로는 의료 서비스의 질을 향상시키는 역할을 한다. 병원은 단순히 '일하는 곳'이 아니라, 함께 배우고 성장하는 공간이 되어야 한다.

앞으로 더 많은 병원에서 교육전담간호사가 배치되고, 이를 위한 지원이 확대될 것이다. 이는 간호사뿐만 아니라, 환자와 의료진, 그리고 병원 전체를 위한 좋은 변화다.

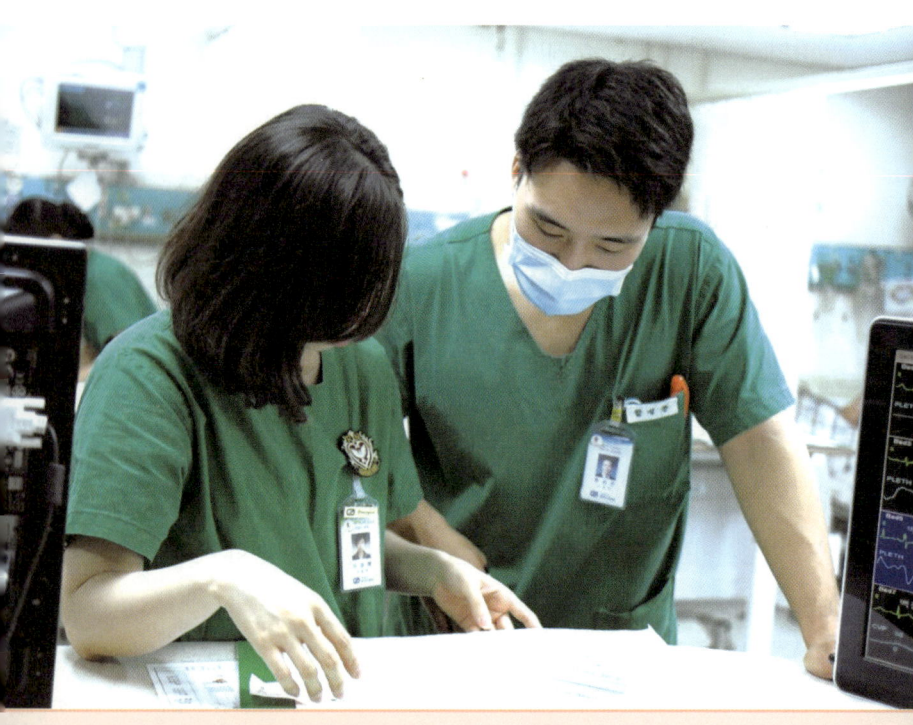

07 전담간호사만이 겪을 수 있는 특별한 경험

　병원은 마치 정교하게 짜인 하나의 기계와도 같다. 응급실, 수술실, 중환자실, 병동, 각각의 부서는 철저히 분업화되어있고, 모든 과정이 체계적으로 나뉘어 있다. 환자들은 각자의 상태에 따라 분류되고, 치료의 단계에 따라 다른공간으로 옮겨진다. 그리고 이 과정에서 환자의 전체적인 여정을 처음부터 끝까지 지켜볼 수 있는 사람은 단 한명, 바로 의사 뿐이다.

　간호사는 맡은 구역 안에서의 일만 할 뿐 다른 부서나 다른 업무에 관한 것은 잘 모르기 때문에 부서간 마찰이 빚어지긴하나 그것이 어떠한 이유에서 생겨나는지, 그 근원이 무엇이며 해결을 어떻게 해야 하는지 잘 모르는 경우가 많다. 의사들은 병원 내 모든 공간을 이동하며 문제의 해결과 이유를 근본적으로 깨닫기 쉬운 구조에서 일을 한다. 각각의 부서는 놓쳐서는 안되는 각 부서만의 세세한 업무지침들과 규율들이 존재하지만, 큰 틀에서 움직이는 의사들과 마찰이 빚어지기도 한다. 이는 전담간호사로서 환자의 입원부터 퇴원까지 환자에 대한 전반적인 일들을 보다보니 간호사와 의사의 차이점이 보였고, 나는 여기서 전담간호사만이 가질 수 있는 특별한 경험을 알게 되었다.

　입원부터 퇴원까지 환자와 함께하는 여정에서 오는 누군가에 대한 이해와 깨달음, 그리고 도움의 매력을 더 잘 알 수 있게 된다.

그 환자의 인생의 증인이라고 봐도 무방할 정도로 환자의 질환이 왜 생겼는지, 현재 상황은 어떤지, 어떠한 에로사항이 있는지, 앞으로 어떻게 진행 될지 모두 궁금해하며 알게된다. 한사람 한사람의 스토리를 기억하고 의사에게 전달하는 스토리텔러가 될 수 있는 전담간호사만의 매력말이다. 이것은 의사말고는 누구도 할 수 없으며 오직, 전담간호사만이 경험할 수 있는 특별함이다.

이제, 앞선 말을 정정하겠다. 환자의 전체적인 여정을 처음부터 끝까지 지켜볼 수 있는 사람은 의사, 그리고 전담간호사이다. 전담간호사만이 가질 수 있는 매력 중 환자의 치료 여정을 온전히 알 수 있다는 것, 그것이 바로 전담간호사만의 특별한 매력이지 않을까 생각한다.

2. 대한민국 간호사의 분류체계

01 분야별 간호사

가. 전담간호사

　전담간호사는 특정한 분야(진료과)에서 전문적인 역할을 수행하는 간호사를 의미한다. 전문성을 무기로 생명의 최전선에서 활약하며, 끊임없는 성장 가능성을 품고 있다. 하지만 그만큼의 노력과 헌신이 요구되는 현실도 잊어서는 안 된다. 이 길을 고민한다면, 자신의 적성과 목표를 깊이 들여다보는 게 좋다. 전담간호사의 세계는 도전적이지만, 그만큼 값진 보상을 약속하는 여정이다. 병원마다 다르게 운영될 수 있지만, 일반적으로 다음과 같은 역할을 맡는다.

- 암 전담간호사 – 암환자 상담, 치료 계획 조정, 통증 관리
- 수술 전담간호사 – 수술 전·후 환자 관리 및 수술실 보조
- 중환자 전담간호사 – 중환자실(ICU)에서 고위험 환자 관리
- 장기이식 전담간호사 – 장기이식 환자의 전·후 관리
- 인터벤션 전담간호사 – 혈관 중재 시술 및 혈관 내 코일색전술과 같은 최소 침습적 치료 보조
- 교육전담간호사 – 신규 간호사 및 병원 내 간호 인력의 교육 담당
- 진료과 별 전담간호사 – 외과전담간호사, 신경외과전담간호사, 비뇨기과전담간호사, 성형외과전담간호사 등 진료과 별 전문성있는 업무를 보조.

　즉, 종합해보면 전담간호사는 특정 분야에서 전문성을 갖추고 환자를 집중적으로 관리하는 역할을 한다.

나. 전문간호사 (출처 대한간호협회)

2000년부터 시행된 전문간호사(Advanced Practice Nurse, APN)는 보건복지부장관이 인증하는 전문간호사 자격을 갖고 해당 분야에 대한 높은 수준의 지식과 기술을 가지고 의료기관이나 지역사회 내에서 간호대상자(개인, 가족, 지역사회)에게 상급수준의 전문가적 간호를 자율적으로 제공한다. 또한, 환자, 가족, 일반간호사, 간호학생, 타 보건의료 인력 등을 교육하고 보수교육이나 실무교육프로그램 개발 등에 참여한다. 전문간호사의 분야는 원래 13개 였으나, 보건, 마취는 현재 자격시험에서 제외되어 임상, 아동, 감염관리, 종양, 중환자, 가정, 응급, 노인, 호스피스, 정신, 산업 등 11개 분야만 자격시험을 진행중이다. 이들은 상급 간호 실무제공, 교육자, 연구자, 지도자, 자문가 등의 역할을 수행하며, 전문지식과 기술을 바탕으로 대상자에게 상급간호실무를 제공한다.

- 전문간호사 교육과정

  전문간호사 교육과정은 보건복지부장관이 지정하는 전문간호사 교육기관(대학원 수준)에서 2년 이상 실시하며, 10년 이내에 해당 분야에서 3년 이상 간호사로 근무한 경험이 있어야 교육과정을 신청할 수 있다. '한국간호교육평가원'에 따르면 현재 보건, 마취 전문간호사는 전문간호사 교육기관이 사라진 상태라 교육과정 신청 자격에서 제외되었다.

- 전문간호사 자격시험

  보건복지부장관이 지정하는 교육기관에서 해당 전문간호사 교육과정을 이수하거나 외국전문간호사의 경우 심사를 통과하면 자격시험에 응시할 수 있다. 1차시험(필기)과 2차시험(실기)에서 각각 총점의 60퍼센트 이상을 득점해야 한다.

• 전문간호사의 13개 분야

1) 가정전문간호사

가정간호사는 1990년 의료법 시행규칙에 의해 만들어졌으며 환자가 있는 가정에 방문하여 조사 및 심사를 통해 가정간호 계획을 수립하고 간호서비스를 제공한다. 병원, 보건소, 장기요양기관, 건강보험공단 등 지역사회와 재가서비스 분야에서 중추적인 역할을 하고 있다. 특히, 의료기관 가정간호사업은 병원 퇴원환자를 포함해 거동이 불편한 만성질환자 및 노인, 장애인의 가정을 방문하여 전문적인 의료서비스를 제공한다.

2) 감염관리전문간호사

병원 내 감염을 예방하고 관리하기 위해 감염 여부를 조사하고 예방계획을 수립·실시하며 감염관리 규정, 지침, 정책 등을 마련한다. 감염 유행 시, 직원의 감염원 노출 시, 병원 환경관리 시 역학조사를 실시한다. 감염유행의 원인을 파악하고 감염 예방조치를 실시, 관리대책, 감염관리 규정·지침·정책 등을 마련한다.

3) 노인전문간호사

노인전문병원, 의료복지기관, 요양원 등에서 노인의 건강관리와 병세호전을 위해 간호계획을 수립하고 각종 프로그램을 진행하며 노인을 간호한다. 노인의 건강관리 및 병세호전을 위한 각종 재활치료 및 치료프로그램을 진행하거나 노인들의 유연한 진행을 돕니다. 노인의 응급처치 및 건강관리, 질병예방 등을 담당한다.

4) 마취전문간호사 (현재 전문간호사 자격시험에서 제외)

마취시행에 필요한 장비와 물품을 준비해 환자에게 마취를 시행, 비정상적인 환자의 반응에 대처하고 마취 회복 시 위험 증상을 관찰하고 예방한다. 환자의 상태를 분석하여 간호진단을 내린다. 마취 간호 진단에 근거하여 응급 상황을 고려한 마취계획을 수립하고 마취를 준비한다. 환자의 반응에 대처하며 적절한 마취간호를 제공한다.

5) 보건전문간호사 (현재 전문간호사 자격시험에서 제외)

보건전문간호사는 지역사회 주민과 기관을 대상으로 질병예방, 보건교육, 건강증진을 위한 사업을 계획하고 실시하며 평가한다. 안전관리, 사고관리, 감염관리, 환경관리 등 보건 대상자에게 영향을 미치는 환경적 건강 문제를 확인하고 해결 방안을 모색한다. 개인, 가족, 지역사회 대상자의 질병예방, 보건교육 사업 및 증진 사업 계획 등을 수립한다.

6) 산업전문간호사

산업전문간호사는 사업장 건강관리실에서 근무하며, 근로자의 건강관리와 보건교육, 작업환경 및 위생 관리, 사업장 안전보건체계 수립 등을 담당한다. 근로자와 가장 가까운 곳에서 근로자의 건강을 돌보며 근로자 건강증진에 핵심적인 역할을 수행한다.

7) 응급전문간호사

응급환자를 대상으로 환자의 상태에 따라 응급시술 및 처치를 시행한다.

8) 정신전문간호사

여러 가지 방법을 활용하여 정신 간호 대상자의 스트레스를 완화시키고 관리하며 약물 및 심리치료법을 이용하여 환자를 간호한다.

9) 종양전문간호사

암 예방 및 관리 정책 관련 교육을 진행한다. 암환자에게 필요한 상담과 교육을 담당하며 간호가 필요한 환자에게 간호서비스를 제공한다.

10) 중환자전문간호사

중환자를 대상으로 간호를 제공하고 신체검진 및 진단 결과를 해석하여 적정한 간호계획을 수립하고 간호를 수행한다.

11) 호스피스전문간호사

임종을 앞둔 말기 환자의 삶의 질을 향상시키기 위해 신체적, 정서적 안정을 도모하고 통증조절 및 증상완화를 위한 간호를 진행한다.

12) 아동전문간호사

유아, 아동, 청소년에 이르기까지 의료서비스에 대한 거부감을 없애고 최상의 진료를 받을 수 있도록 한다.

13) 임상전문간호사

환자에게서 나타나는 신체 및 정신적인 증상과 환자가 경험하고 있는 질환에 대한 과거 및 현재 관리와 질병 과정 및 합병증과 관련된 임상증상을 수집한다. 임상 문제와 관련하여 신체검진을 진행하며 검사결과를 해석하고 지속적으로 주시하며 임상적 문제를 판단한다. 임상 증상을 관리하고 치료에 참여하며 약물요법을 적용시킨다.

다. 일반간호사 (출처 대한간호협회)

　대부분 간호사는 각급 병원이나 의원 등에서 환자의 치료와 진료를 돕고 있다. 간호사 면허증을 갖고 있으면 병원 이외의 다양한 분야로 진출 가능하다. 간호사 면허증을 소유하고 공무원 임용시험에 합격하면 전국 보건소와 보건지소, 농어촌 지역의 보건진료소, 지방자치단체 등에 근무하는 간호직 또는 보건직 공무원으로 근무할 수 있다. 간호대학에서 교직과목을 이수한 후 간호사 면허를 취득한 사람이 교원임용고시에 합격하면 학교에서 보건교사로 근무할 수 있다. 이 밖에도 간호장교로 국군병원 등에서 근무할 수 있으며 기업이나 사업장의 건강관리실에서 근로자의 건강관리와 보건교육을 담당할 수 있다. 이 외에도 산후조리원, 요양원, 복지관 등에서 활동 가능하며, 보험회사나 의료기기업체, 의료정보회사 등에 폭넓게 진출할 수 있다. 미국, 캐나다 등 간호사의 해외취업이 활발히 이루어지고 있으므로 외국어 실력을 갖추거나 해당 국가의 간호사 면허증을 취득한다면 해외 진출도 생각해 볼 수 있다.

라. 진료지원업무를 수행하는 간호사

진료지원업무를 수행하는 간호사는 병원 내에서 의사의 진료 업무를 원활하게 수행할 수 있도록 돕는 역할을 하며, 직접적인 환자 간호보다는 행정 및 진료 보조 업무에 초점을 둔다. 외래 진료실에서 환자를 안내하고, 검사 및 처치를 준비하며, 처방과 문서 작업을 지원한다. 최근에는 업무의 범위가 확대되고 세분화되며 환자의 입원과 퇴원까지 맡아 관리하는 진료지원업무가 보건의료체계의 중요한 축으로 자리잡고 있다.

기존에는 외래에서 간호사가 환자를 돌보면서도 행정 업무까지 함께 수행해야 했다. 하지만 점점 진료 환경이 복잡해지고, 의사와 간호사의 업무가 세분화되면서 진료지원업무를 수행하는 간호사가 별도로 배치되기 시작했다. 특히, 대학병원이나 종합병원을 중심으로 도입되었으며, 이후 많은 병원에서 진료의 흐름을 원활하게 만들기 위한 필수 인력으로 자리 잡았다.

전담간호사는 환자 중심의 전문 간호를 제공하고, 진료지원업무를 수행하는 간호사는 진료 과정이 매끄럽게 진행되도록 돕는다. 진료지원업무를 수행하는 간호사가 검사 및 처치준비를 하면 의사나 전담간호사가 검사와 처치를 진행한다고 보면 된다. 둘 다 병원 운영에 필수적인 역할을 하지만, 업무의 초점과 목적이 다르다. 같은 간호사라고 해서 같은 길을 가는 것은 아니다. 각자의 자리에서 맡은 역할을 다할 때, 병원은 원활하게 돌아간다.

- 진료지원업무를 수행하는 간호사의 업무

외래 또는 병동에서 의사의 처치 보조
검사 및 시술 준비
환자 기록 정리 및 수술 일정 조율
처방 보조 및 의료기록(EMR) 관리
환자의 의뢰 및 회송
협력병원 네트워크 관리

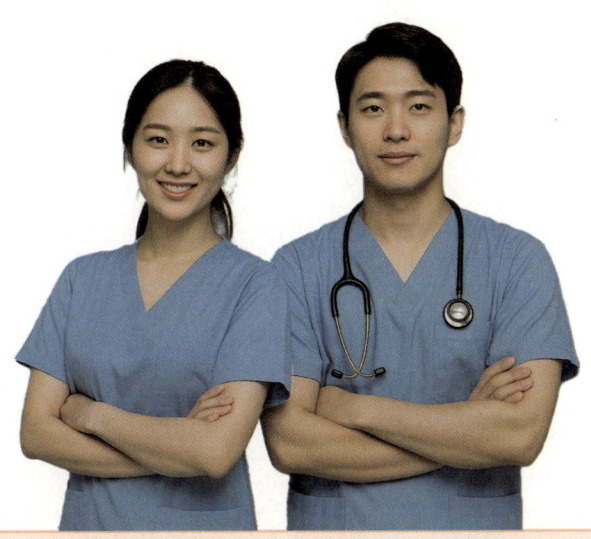

3. 전담간호사의 필수 요소 3가지

전담간호사는 단순히 환자를 돌보는 역할을 넘어, 의료진과 협력하고 복잡한 의료환경속에서 신속하게 판단해야 하는 중요한 직군이다. 전담간호사로서 반드시 갖춰야 할 세가지 핵심 요소를 심도깊게 얘기하고자 한다.

01 환자의 생명 앞에 거짓말은 없다. '정직'이 첫 번째이다.

환자의 생명과 직결된 의료현장에서 거짓말은 절대 용납될 수 없다. 특히 전담간호사는 환자의 생명과 직결된 중요한 역할을 한다. 환자의 상태를 정확하게 보고하고, 실수를 숨기지 않으며 항상 올바른 정보를 전달해야 한다. 그 어떠한 상황에서도 거짓없이 정직하게 행동하는게 기본 원칙이다. 가장 기본적이지만 쉽지않은 중요한 요소이다. 실수를 했을 때는 누구나 인정하고 싶어하지 않거나 숨기고 싶어하지만, 실수를 숨기지 않으며 최선의 간호를 제공하는 것이 중요하다. 실수를 숨기는 것은 더 큰 위험을 초래할 수 있다.

'SDH(급성경막하출혈)로 Burrhole 수술을 하고 나온 환자가 있었다. 머리에 피가 차서 구멍을 뚫고 그곳으로 배액관을 삽입하여 피가 밖으로 나와 뇌에 감압이 되도록 하는 수술 중 하나이다. 수술 중 bleeding point를 잡고 뇌출혈이 있었던 곳에 drain을 심고 중환자실로 옮겨졌다. drain은 매시간 측정을 하는데 수술 후 2시간동안 양이 하나도 나오지 않았다고 한다. 중환자실 간호사에게 확인했으나, 정확하게 측정했다고 보고했다. 그러나 직접 확인해보니 배액관이 잠겨있었고, 중환자실 간호사가 처음 환자 확인하며 배액량 측정 시 drain을 잠그고 풀지 않았던 것이었다. drain을 풀고보니 잠시 clot이 생겼는지 기능이 원활하지 않았다. 배액관이 얇아서 종종 피가 굳어 막히는 일이 있다. 바로 배액관을 Squeezing 하니 배액이 잘 되기 시작했다. 하마터면 환자 뇌속의 배액이 안되어 다시 수술할 수도 있었던 순간이었다.'

"선생님 왜 그랬나요?" 담당 선생님은 바로 옆에 CPR상황이 터져서 한꺼번에 많은 업무가 생겨 미쳐 확인하지 못했다고 했다. "선생님, 그 상황이 끝나고 이 환자도 CPR상황이 생기면 어쩌려고 했나요? 절대 괜찮다고 생각하지 말고 꼼꼼히 보셔야 합니다." 인력이 부족한 상황에서 정신없이 바쁜 것은 이해하지만 환자 한명한명을 생각하면 참으로 속상한 순간이었다.

정직성은 책임감과도 밀접하게 연관되어있다. 정직한 사람은 책임을 회피하지 않고, 책임감이 강한 사람은 거짓없이 행동하려고 한다. 아직은 법제화가 완벽히 되어있지 않은 상태라 우리 전담간호사가 책임질 소재를 만드는 것이 굉장히 위험하지만, 맡은바의 업무를 문제없이 수행할 수 있도록 노력하고 항상 문제가 생기지 않게, 문제가 생겼다면 신속하게 보고, 조치해서 문제가 해결되도록 하는 것이 중요하다. 나아가 정직함을 최우선으로 둔다면 이는 의료진간의 신뢰 뿐 아니라 환자와 의료진간의 신뢰를 구축하는 가장 강력한 무기가 될 것이다.

02 간호는 혼자하는 것이 아니다. '협동'이 두 번째이다.

　　의료진은 단독으로 움직이는 것이 아니라, 팀으로 협력하며 환자를 치료한다. 의사, 간호사, 물리치료사, 임상병리사 등 다양한 직군과 원활하게 소통하고 협력하는 능력이 필수적이다. 특히 수술실 같은 곳에서는 진료과와 마취과와 수술실 간호사, 영상의학과, 임상병리사 등 한 수술을 위해 다양한 직군이 협업을 하기 때문에 그들과 소통하는 능력과 팀워크가 환자에게 중대한 영향을 끼친다. 그리고 신규선생님들이 알아야 할 협동성에 중요요소가 하나 더 있다. 가끔 본인의 업무를 마무리 하지 못한 채 타인의 일을 도와주는 경우가 있다. 물론 상황마다 다르겠지만, 타인의 업무는 타인 자신의 업무이기도 하다. 위급한 상황이 아닌 이상 자신의 업무를 먼저 끝내는 것이 중요하다. 사실 이 부분은 논쟁의 여지가 있겠지만, 나는 그래서 많이 혼났고 오히려 내 일이 마무리되지못해 결국은 전체적으로 마이너스의 영향을 끼친 적이 있었다. 결국 좋은 의도로 시작하더라도 전체적인 업무 흐름에 부정적인 영향을 미칠 수 있다.

　　남자간호사가 드문 시절부터 일했던 나는 무슨일이 생길 때마다 나서서 도와주곤 했다. 업무특성상 무거운 수액이나 기구를 옮기는 일부터 무거운 환자의 체위를 변경시켜주는 일까지 다른 선생님들이 끙끙대며 힘들이고 있는 모습을 보면 "제가 할수 있어요. 제가 해드릴께요. 도와드리겠습니다" 내 일은 아직 남아있는데 매 순간 뛰어다니며 도와주고 다시 업무로 복귀해서 많은 시간을 잡아먹었다. 결국은 다같이 퇴근을 못하고 혼자 남아서 "먼저 가세요. 업무 마무리하고 퇴근하겠습니다"했고, 선생님들은 "같이가게 빨리 끝내세요"라며 기다렸다. 하지만 이게 반복되자 결국은 나의 밀린 업무를 다른 선생님들이 함께 남아 처리해주어야 했다. 그리고 선생님들은 "도와주지 말고 선생님 일을 끝내세요"라며 나에게 소리를 쳤다.

협동성의 포인트는 결국, 나의 일을 신속하고 정확하게 마무리하고 남들을 도와주어야 한다는 것이다. 그리고 나의 일도 너무 나 중심적으로 남의 일에 흐름을 끊거나 방해하지 않게, 그러면서 전체적으로 자연스럽게 환자를 위한 치료에 흐름이 이어질 수 있게 협동해야 한다는 것이다. 처음에 업무가 숙달되지 않은 상태에서는 많이 힘들겠지만, 빨리 숙련도를 높이고 업무를 수행하도록 각고의 노력이 필요하다. 수술보조와 중환자 관리, 긴박한 상황속에서의 의사결정 등 모든 과정이 쉽지 않겠지만 지속적인 노력과 경험을 통해 최고의 전문가로 성장할 수 있을 것이다.

03　맥락적 사고

　수술방에서 환자를 맡다 보면, 같은 절차를 반복하는 것 같아도 매 순간이 다르고 연결되어있다. 수술은 단순한 기술이 아니라, 환자의 몸과 삶을 들여다보는 과정이기 때문이다. 나는 10년 넘게 외과중환자실과 수술실에서 환자를 돌봐 왔고, 지금은 신경외과와 정형외과 수술을 보조하는 역할을 맡고 있다. 여기에 필요한 것은 단순한 기술적 숙련이 아니다. 전담간호사는 '맥락적 사고'를 가져야 한다.

　맥락적 사고란 단순히 주어진 업무를 수행하는 것이 아니라, 앞뒤 상황을 고려하며 최적의 결정을 내리는 사고 방식이다. 환자의 상태는 수술 전과 후가 다르고, 같은 수술이라도 환자의 나이, 기저질환, 정신적 상태에 따라 대응이 달라져야 한다. 단순히 "이 절차를 따라야 한다."가 아니라, "왜 이 과정이 필요한가?"를 이해하고, 예상되는 변수까지 고려해야 한다.

　하루는 똑같은 척추 수술을 준비하고 있었지만, 환자가 평소보다 유난히 초조해 보였다. 보호자도 불안한 표정을 감추지 못했다. 간단한 수술이었지만, 이들에게는 인생을 좌우할 수 있는 큰 결정이었다. 나는 평소보다 조금 더 시간을 들여 환자의 불안을 풀어주고, 보호자에게도 자세히 설명했다. "이건 시간 낭비야"라고 생각할 수도 있지만, 이 과정이 환자의 안정적인 회복에 기여한다는 것을 알기에 나는 주저하지 않았다.

　수술을 들어가기 전에 환자의 정보를 파악하고 환자에게 수술을 어딜 받기로 했는지, 환자의 증상은 어떤지 미리 확인을 하며 내가 파악한 정보와 일치하는지 확인하는 것도 보이지 않는 전담간호사의 역할이다. 혹시라도 예약된 수술정보와 다른점이 있다면 집도의에게 미리 정보를 재차 확인을 하는 것도 업무의 이해와 맥락적 사고가 연결되어 있어야 가능하다고 생각한다. 10년간 수술부위를 착각하고 수술이 진행될 뻔한 것을 막은 적이 지금까지 3번이다. "수술부위 다시한번 확인해 보는게 좋을 것 같습니다" 날이 선 수술실에서 최대한 언어를 순화해서 조심스럽게 얘기해본다. "아 수술부위가 반대쪽이었군요" 아무렇지도 않게 넘어간다. 나의 의견은 그렇게 시간속으로 묻혀간다. 하지만 10년의 단 한번, 20년의 단 한번의 실수라도 생기지 않도록 나는 매년 수천명의 환자에게 수술을 들어가기 전 재차 확인하고 준비를 한다.

　맥락적 사고를 하지 않는다면 어떻게 될까? 정해진 절차만 따르고, 환자의 작은 신호를 놓치고, 예상치 못한 상황에서 우왕좌왕하게 된다. 하지만 맥락을 이해하면, 환자가 필요로 하는 것이 무엇인지 더 빠르게 파악할 수 있고, 팀원들과 협업할 때도 적절한 판단을 내릴 수 있다. 수술은 단순히 의사가 메스를 드는 행위가 아니다. 마취과, 간호사, 의료 보조 인력까지 한 몸처럼 움직여야 한다. 맥락을 아는 간호사는 그 흐름을 잇고 조율하는 중요한 연결고리가 된다.

전담간호사로서 내 역할은 단순히 '일'을 하는 것이 아니다. 환자의 삶과 의료진의 협업, 그리고 작은 변수들까지 읽어내며 최선의 결과를 만드는 것이다. 결국, 맥락적 사고란 단순한 논리가 아니라, 인간을 이해하는 과정이다. 그리고 그것이야말로 진짜 의료의 본질이 아닐까?

4. 전담간호사가 알아야 할 10가지 꿀팁

전담간호사가 되기 전, 나는 중환자실과 병동, 수술실에서 간호사로 근무하며 수많은 경험을 쌓았다. 그 과정에서 업무의 효율성을 높이고 환자의 안전을 지키는 방법을 터득할 수 있었다. 현재 전담간호사로 일하면서 그동안의 경험이 실질적인 도움이 되었으며, 이는 필수적인 노하우로 자리 잡았다. 여기서는 그동안의 나의 경험을 통해, 전담간호사로서 '반드시 알아야 할 10가지 필수 팁'을 정리해본다.

01 환자 상태 관찰

tip 환자 상태를 관찰하려면 섬세함이 필요하다. 본인이 섬세함이 부족하다면 담당환자의 진단명, 치료계획, 약물, 알레르기유무, 특이병력 등 기본정보와 과거력을 미리 숙지하는 것이 좋다. EMR(전자 의무 기록)에서 필요한 정보를 꼼꼼히 확인하고, 직접 환자에게 이전에 받은 치료나 증상 변화를 추가로 물어보는 것도 중요하다.

어느 날, 60대 COPD(만성폐쇄성 폐질환)를 앓고있는 할아버지 환자가 병실에서 조용히 누워 계셨다. 선배에게 인계를 받고 차트를 보니 별 이상

없다고 나와 있었는데, 문득 할아버지의 숨소리가 평소와 다르게 거칠게 느껴졌다. 얼굴과 입술이 새파래져 청색증이 오고 시야도 점점 초점을 잃어가기 시작했다. 맥박은 정상범위였지만 직감이 시키는 대로 산소포화도를 재봤더니 79~85%를 오갔다. 급히 교수님께 연락해서 재빨리 기관지 확장제와 스테로이드를 투여했고 상태는 점점 호전되었다. 다음날 출근했을 때는 상태가 많이 호전되어 전과같이 식사도 하시고 얘기도 할 수 있었다. 그날 할아버지가 내 손을 잡고 짧지만 명확하게 "고마워"라고 하셨다. 나는 일하는 중이라 내색하지 못했지만, 내 간호인생의 몇 손가락에 뽑는 뿌듯하고 기쁜 순간이었다. 우린 같은 업무의 반복이 이기에 많이 무뎌질 수 있고 무시되는 상황도 있겠지만 매 순간 관찰의 힘이 얼마나 큰지 알게되면 더욱 좋은 간호사로 거듭날거라 생각한다.

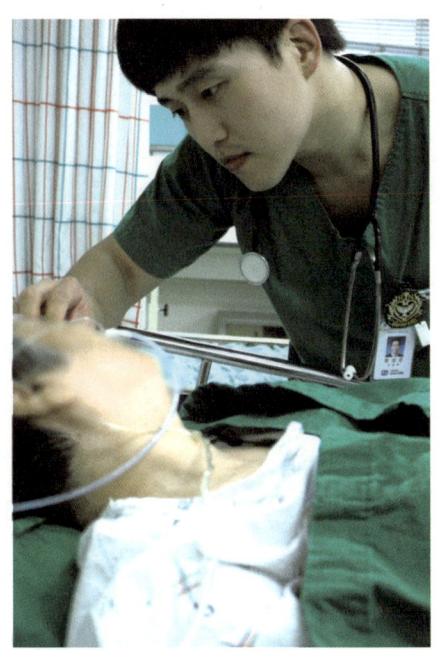

02　업무의 우선순위 정하기

> **tip** 업무를 효율적으로 하기 위해서는 우선순위를 정하는 것이 좋다. 만약 익숙하지 않다면 효율적으로 일하기 위한 몇가지 원칙들을 정하면 된다.

- 체크리스트 활용: 해야 할 일을 미리 정리하고 흐름을 이해하면 빠뜨리는 일이 줄어든다.
- 동선 최적화: 같은 구역에서 할 수 있는 일을 한 번에 끝내는 것이 효율적이다.
- 선배 간호사에게 팁 배우기: 실전에서 유용한 노하우를 전수받는 것이 빠른 적응에 도움되는 경우가 많다. 의료의 영역은 경험이 중요하기 때문에 선배들에게 팁을 배우는 것이 좋다.
- 간호 업무는 시간을 소모하는 일들이 많기 때문에 중요도와 긴급도를 고려하여 우선순위를 정하는 것이 핵심이다.

월요일 아침의 수술실은 말 그대로 전쟁터다. 대기 중인 수술 스케줄만으로도 수술실이 가득 차는데, 응급 수술까지 밀고 들어오면 숨 돌릴 틈조차 없다. 전담간호사로서 내 임무는 수술이 원활하게 진행될 수 있도록 모든 것을 조율하는 것, 하지만 내 몸은 하나고 해야 할 일은 하나가 아니다. 수술이 시작되기 전에 나는 두 개 이상의 수술방을 동시에 준비하며, 환자의 정보를 확인하고 각 수술에 필요한 사항을 사전에 조율한다. 수술실 간호사들에게는 수술 종류와 필요한 기구 및 장비 준비 상태를 확인하고, 마취과 의료진과는 마취 방법과 환자의 상태를 공유하며 필요한 약물과 장비가 갖춰졌는지 점검한다. 이러한 과정을 통해 모든 의료진이 원활하게 협력할 수 있도록 조정하며, 여러 개의 수술방이 동시에 운영될 때에도 혼선 없이 진행될 수 있도록 철저히 대비한다.

나는 각 방에 들어갈 환자들을 확인하며 "이 환자 맞으세요? 어느 부위 수술인지 알고 계신가요?" 질문을 던지고, 마취과와 수술실 스태프들에게 필요한 준비 사항을 공유했다. 환자가 수술실에 들어가기 전부터 의료진들과 정보를 맞춰보며 기구와 장비, 마취 준비가 확실한지 체크해야 했다. 한두 개의 방이야 손쉽게 조율할 수 있지만, 오늘처럼 여러 개의 방이 동시에 돌아가는 날은 수술실을 관리하는 능력이 그대로 드러나는 날이었다.

정신없이 뛰어다니는 동안 내 머릿속은 점점 하얗게 되어갔다.

그러던 중, 갑자기 응급수술이 밀고 들어왔다.

"곧 도착하는 환자, 양쪽으로 Craniectomy 칠께요. 양쪽으로 개두술합니다!"

순간 머릿속이 하얘졌다. "이미 돌아가고 있는 수술방도 벅찬데, 응급수술까지?"

어디부터 손을 대야 할지 머리가 복잡해지는 찰나, 옆에서 선배인 성우샘의 또렷하고 명확한 목소리가 들려왔다.

"긴급한 환자 먼저. 그다음 중요한 일, 그리고 나머지"

그 말이 마법처럼 들렸다. 순간적으로 우선순위, 그리고 흐름을 만드는 법이 머릿속으로 빠르게 정리됐다. 나는 가장 먼저 응급 환자의 라인과 폴리가 완료된 상태부터 확인하고 수술방을 준비했다. 환자가 수술방으로 들어오고 마취과에서 빠르게 마취가 완료됐다. 인덕션이 된 후 수술부위를 소독하고 멸균도포(드랩)를 했다. 의사에게 빠르게 환자 정보를 보고하며 2차 타임아웃까지 완료하며 수술을 시작했다. 수술을 하며 수술실간호사에게는 다음 이어질 항목에 대한 필요기구를 요청하며 마취과에는 바이탈 조정과 혈액 준비를 요청했다. 수술 부위가 절개되자 출혈이 심하게 나기 시작했다. 의사가 출혈 부위를 정리하는 동안 나는 수술 도구를 손에 익은 리듬대로 건네고, 피를 닦아내며 시야를 확보했다. "거즈 더 주세요!", "흡인기 작동 확인됐어요!", 이 순간, 내가 해야 할 일은 단 하나. 의사가 막힘없이 수술을 진행할 수 있도록 흐름을 유지하는 것.

수술을 하는 의사가 몰입할 수 있도록 각종 장애요소를 해결하며 옆에서 나도 함께 몰입을 한다. 머릿속으로는 그와 동시에 이미 진행 중인 수술방들도 체크해야 했다. 각 방의 간호사들에게 현재 응급상황을 공유하고, 다음 수술에 들어오는 환자들이 문제없이 진행되도록 준비를 시켰다.

"이 방에서는 이 단계까지 끝내고 나면 추가 지원이 필요하면 바로 알려줘"

"이 방은 수술 끝나기 전에 마취 회복 준비해줘"

각각의 방에서 해야 할 일을 미리 준비하게 해 두며, 선배의 조언에 정신을 차린 나는 응급수술을 무사히 어시스트하며 마무리했다.

수술이 마무리되고, 환자가 마취에서 깨어날 준비를 하자 나는 다시 정신을 바짝 차렸다.

"다른 방들은 문제없나?"

나는 곧바로 다른 수술실의 상황을 체크했다.

미리 대비해 둔 덕분에 각 방의 수술도 차질 없이 진행되고 있었다.

혼란이 가라앉는 순간, 비로소 나는 한숨을 돌릴 수 있었다.

전담간호사의 핵심, '순간의 판단'

수술실에서의 하루는 예측할 수 없는 변수들로 가득하다.

미리 준비한 것만으로는 완벽할 수 없고, 그때그때 우선순위를 재조정하며 빠르게 판단해야 한다. 처음에는 정신없이 뛰어다니기만 했던 내가, 이제는 흐름을 조율하는 간호사가 되었다.

이제 후배들에게 꼭 해주고 싶은 말이 있다.

"일이 많아서 힘든 게 아니야. 순서를 제대로 정하면, 네가 일하는 방식 자체가 완전히 달라질 거야"

03 의약품 관리 및 투약

> **tip** 5 Rights(5가지 정확성 원칙)을 철저히 지키기!(정확한 환자, 정확한 약물, 정확한 용량, 정확한 투약 경로, 정확한 시간)
>
> 환자에게 어떤 약물인지, 부작용이 무엇인지 설명해 주는 것도 중요하다.
>
> 투약 후 반응도 꼭 확인해야 한다. (특히 진통제, 항생제, 인슐린 등은 효과와 부작용을 주의 깊게 모니터링해야 한다.)

- 전담간호사는 현행법 상 의사의 오더없이 약물을 처방할 수 없다.

    병동과 중환자실을 오가며 근무하던 중 30대 초반의 남성 환자가 다급하게 나를 불렀다. 병실로 가보니 그는 얼굴을 찡그린 채로 "진통제 좀 주세요. 너무 아파요"라고 말했다. 3일 전에 허리수술을 한 환자였다. 나는 즉시 그의 차트를 확인했고, 진통제 투약이 이미 10분 전에 들어간걸 확인했다. "저는 의사가 아니예요. 신경외과 전담간호사입니다. 교수님께 말씀 드릴께요", 환자는 "의사가 아니었어요? 항상 같이 다니길래 의사인줄 알았어요"라고 하며 고개를 갸우뚱거린다.

    "방금 약이 들어가서 조금만 계시면 약효과가 나타날거에요. 조금만 기다려 주실 수 있을까요?"라고 차분히 설명드렸지만, 환자는 갑자기

화를 내며 "내가 이렇게 아픈데, 왜 약을 못 주는 거예요?"라고 소리쳤다. 그의 고통이 이해됐지만, 나는 약 효과가 나타나는 시간과 진통제 투약의 간격이 왜 중요한지, 부작용을 줄이기 위해 정해진 시간이 지켜져야 하는 이유를 설명드렸다. 순간적으로 감정이 격해졌던 환자는 내 말을 듣고 조금씩 표정을 누그러뜨렸고, 결국 한숨을 내쉬며 조용히 고개를 끄덕였다. 다시 10분 후, 환자에게 진통이 나아졌는지 물었다. "이렇게 정해진 용량과 시간을 지켜야 효과적으로 통증을 조절할 수 있어요"라고 말씀드렸다. 그는 나를 바라보며 짧지만 진심 어린 말로 "미안해요. 통증은 많이 나아졌어요"라고 말했다.

그 순간, 나는 약 한 알이 단순한 진통제가 아니라, 환자의 신뢰와 안전을 지키는 중요한 역할을 한다는 것을 다시 한번 깨달았다. 그리고 더불어 나의 역할을 환자가 오해하지 않도록 해야한다고 생각했다. 매일 반복되는 업무 속에서도, 투약의 작은 원칙 하나가 환자의 건강에 중요하며 나의 직무를 소개하는 것이 신뢰에 직결된다는 사실을 가슴 깊이 새길 수 있었다.

04 의사 소통

> **tip** 의사나 동료 간호사에게는 간결하고 명확한 보고가 중요하고 환자에게는 관심과 애정이 필요하다. 보고하고 전달하는 것은 SBAR 기법을 활용하면 체계적으로 보고할 수 있다.

> - S(Situation): 현재 상황 요약
> - B(Background): 환자의 배경 정보
> - A(Assessment): 현재 평가(증상, 검사 결과 등)
> - R(Recommendation): 필요한 조치 제안
>
> 환자에게는 시간을 가지고 하나하나 관찰하는 것이 중요하다. 많은 정보를 얻을 수 있고 환자에게 신뢰를 얻을 수 있다.

한 번은 뇌졸증으로 인해 언어 능력을 상실한 70대 할아버지 환자를 담당하게 되었다. 처음에는 의사소통이 되지 않아 무척 답답했다. 간단한 질문에도 대답이 없었고, 표정 변화도 거의 없어 어떤 상태인지 파악하기 어려웠다.

그러던 어느 날, 회진을 돌다가 할아버지가 내 손을 가만히 붙잡고 놓지 않는 것을 느꼈다. 순간 무언가를 말씀하고 싶다는 생각이 들어

눈을 마주쳤다. 그리고 손짓과 눈빛을 주의 깊게 살펴보니, 입술이 마른 상태였고 눈으로 컵을 가리키고 있었다. '물을 드시고 싶구나' 직감적으로 깨달았다. 곧바로 물을 떠다 드렸더니, 할아버지 입가에 살짝 미소가 지어졌다. 단순한 물 한 잔이었지만, 그 미소를 본 순간 나 또한 가슴이 따뜻해졌다.

그 후, 나는 할아버지와 눈빛으로 대화를 나누기 시작했다. 손짓과 표정 변화를 주의 깊게 살펴보며 필요를 파악하려고 노력했다. 할아버지는 눈을 깜빡이며 '예'와 '아니오'를 표현하기 시작했고, 시간이 지날수록 우리는 서로 점점 더 많은 것을 이해하게 되었다. 하루는 회진 도중 할아버지가 갑자기 내 손을 잡고 단단히 쥐었다. 무언가 긴급한 일이 있다는 느낌이 들어 서둘러 상태를 점검했더니, 체온이 37.8도로 급격히 상승해 있었다. 곧바로 담당 교수님께 연락을 드리고 필요한 조치를 취할 수 있었다. 언어가 아닌 직감과 관찰, 그리고 신뢰가 만들어낸 소통이었다.

현장에서 일하다보면 알겠지만 간호사는 의사소통이 꼭 언어로만 이루어지는 것이 아니라는 것을 모두 알 수 있을것이다. 환자들은 말하지 않아도 우리에게 신호를 보내고 있고, 이를 얼마나 잘 포착하느냐에 따라 간호의 질이 달라질 수 있다. 소통의 힘은 환자와 의료진 모두에게 중요하다. 의료 현장은 한 사람만의 힘으로 돌아가지 않는다. 환자의 상태를 세심하게 관찰하는 것만큼, 동료들과의 원활하고 자세한 소통을 통해 정보를 정확히 공유하는 것이 중요하다. 우리는 서로를 믿고 협력할 때 가장 좋은 간호를 제공할 수 있다.

05 기본 간호 술기

> **tip** 전담간호사는 단순히 치료를 보조하는 역할이 아니라, 환자의 회복 과정 전체를 관리하는 역할을 한다. 기본 간호 술기가 정확하고 숙련되어있을수록 치료 효과 극대화되며 환자의 불안감이 해소된다. 전담간호사는 응급 시 빠르게 대처해야 하므로, 기본적인 피부 상처 간호와 감염 관리 능력 등 기본 간호 술기와 이론이 필수적이다.

 상처 드레싱을 맡아서 할 때 많은 환자들은 보이지 않는 곳이든 보이는 상처이든 아플까봐 두려워한다. 라포형성이 잘되어있는 환자는 서로 농담도 주고 받는데, 라포가 형성 잘 되어있어도 통증이 있는 상처에 소독을 할 때는 겁을 많이 먹는다. 환자들은 소독하기 전에는 곧 잘 농담을 하다가도 소독할 때가 되면 벙어리가되고 온몸에 힘을 준다. "아프게 하면 안 돼요!"라고 말하는 분도 많다. 수술 부위의 드레싱을 교체해야 하는 상황에서는 나는 한번씩 던지는 농담이 있다. "저는 주짓수대회 1등도 했었어요. 그런데 제가 상처 드레싱 대회도 1등 출신이에요"라고 말하며 웃어 보인다. 그 말에 환자는 덩달아 웃고 긴장을 풀며 미소를 보인다. 최대한 부드럽고 신속하게 상처 부위를 소독하고 새로운 드레싱을 적용한다. 환자는 끝나자마자 "진짜 안 아팠다!"라며 안도한 표정으로 엄지를 올렸다. 물론 끝내고 나가기전에

"농담이예요"라는 말도 빼먹지 않는다.

전담간호사로서 환자의 상처소독은 기본적이며 상처 평가에서 상처의 크기, 삼출물(진물), 출혈, 감염 여부, 통증 체크는 꼭 기록해야한다. 어떻게 보면 단순한 드레싱 기술이 환자의 신뢰와 심리적 안정에까지 영향을 줄 수 있다. 병원 생활에서의 어려움과 고통을 소통을 통해, 그리고 기본적인 우리의 간호 술기로 질적으로 향상시켜 줄 수 있는 순간들이다. 나는 현재도 환자들에게 단순한 소독이 아닌, 정서적 안정을 함께 제공할 수 있도록 노력한다. 기술이 뛰어난 것도 중요하지만, 환자의 불안감을 덜어주고 신뢰를 얻는 것이 더욱 값진 간호라고 생각하기 때문이다.

06 응급 상황 대처

> **tip** 응급 상황은 언제든 갑자기 발생할 수 있으며, 전담간호사는 빠르고 정확한 판단과 대응 능력이 환자의 생명과 연결되기에 필수다. 응급환자 간호를 잘하면 환자의 생명을 구할 수 있고, 후유증을 줄이며, 의료진 간 협력도 원활하게 이루어질 수 있다.

환자의 위급도를 빠르게 판단하기 위해서는 응급환자가 발생하는 즉시 상태를 평가하고, 우선순위를 정하는 것이 핵심이다.

- A (Airway) 기도: 기도가 막히거나 가래·이물질로 인해 호흡 곤란이 있는지 확인
- B (Breathing) 호흡: 환자의 호흡 속도, 산소포화도(O_2 Sat) 체크
- C (Circulation) 순환: 맥박, 혈압, 피부색 확인 (저혈압·청색증 여부)
- D (Disability) 신경학적 상태: 의식(AVPU or GCS 체크), 동공 반응
- E (Exposure) 체온 & 외상: 저체온, 출혈, 화상 등 추가 손상 여부 확인

응급 상황에서는 ABC 먼저 확인하고 호흡·기도가 막히면 즉시 확보, 출혈이 심하면 지혈이 최우선이다. 그리고 응급 상황에서는 함께 일하는 의료진에게 객관적인 수치를 포함하여 짧고 명확하게 핵심만 보고하여 의료진이 빠르게 판단할 수 있도록 한다.

점심시간이 되어 식당으로 가는 길에 외래 진료실들이 있는데 그 앞에는 많은 환자들이 앉아있다. 의자에 앉은 환자들 옆으로 지나가는데 맞은편에 앉아있는 환자가 갑자기 경련을 일으키며 몸을 가누지 못하고 의자 밑으로 스르륵 내려가기 시작했다. 즉시 옆에 외래 간호사 선생님께 "코드블루 방송해주세요!"라고 얘기하며 나는 얼른 뛰어가 환자의 머리를 받쳤다. 환자는 잠시의 경련을 일으켰다. 호흡과 맥박을 보니 심정지는 아니었고 간질 발작이었다. 환자가 재차 발작을 일으킬 수 있기에 주위에 있던 위험 요소를 제거하고, 머리를 보호할 수 있도록 머리쪽에 보호자의 웃옷을 놓았다.

환자의 기도를 유지하기 위해 고개를 한쪽으로 돌리고, 혀를 깨물지 않도록 입안을 확인했다. 보호자들은 당황해 울먹이고 있었지만, 나는 차분한 목소리로 "괜찮습니다. 발작이 멈추신거 같아요. 방금 의자에서 내려오실 때도 제가 머리를 잡아서 괜찮으실 겁니다"라고 설명하며 안심시켰다. 환자는 의식이 돌아왔고 약간 혼란스러워 보였다. 나는 기도 상태를 다시 확인한 후 이어 달려온 의사들에게 당시 상황과 환자의 활력징후를 상태를 설명하며 인계했다. 이후의 상황은 모르지만 환자는 정밀검사를 받고, 적절한 항경련제 치료를 시작할 수 있었을거라 기대한다.

나는 운이 좋은지 안좋은지 의도치 않는 경험을 마주했었고, 그 경험을 통해 항상 배워가고 나의 장단점을 알아갈 수 있었다. 응급상황에서는 침착하고 신속한 대응이 환자의 생명을 좌우할 수 있음을 깨닫고, 환자의 안전을 위해 사전 대비와 적절한 대처법을 숙지하는 것이 얼마나 중요한지 몸소 경험한 순간이었다.

07 감염 관리

tip 전담간호사는 여러 환자를 지속적으로 관리하기 때문에 감염 예방에 대한 철저한 지식과 실천이 필수적이다. 감염이 발생하면 치료 과정이 지연되고, 심하면 패혈증 등 치명적인 합병증이 생길 수 있기 때문에 예방이 최우선이다. 감염관리는 간호사의 가장 기본적인 역할이면서도 가장 강력한 환자 보호 방법이다. 전담간호사로서 꼼꼼한 감염관리 습관을 들이면 환자의 회복을 앞당기고, 병원 내 감염을 줄이는 데 중요한 역할을 할 수 있다. 무엇보다 의료진 스스로가 감염관리를 철저히 하여 감염되지 않아야 더욱 많은 환자에게 이로움을 전파할 수 있다.

감염관리는 환자뿐 아니라 의료진과 주변 사람들 모두에게 핵심적으로 필요한 지식이고 술기라고 생각한다. 코로나 시대 이후 많은 이들이 감염관리에 대해서 눈을 떴지만, 아직도 감염으로 고통스러운 치료를 이어가고 생명까지 위험한 사람들이 있기에 더욱 놓치면 안되는 핵심이다. 전담간호사로 일하면서, 아니 간호사가 되고나서 병실, 중환자실, 수술실을 오가다 보면 감염 관리란 단순한 손씻기나 장갑 끼기가 아니라는 걸 뼈저리게 느낀다. 그건 마치 1초도 쉬지않고 감시하는 '보이지 않는 CCTV' 앞에서 살아가는 것과 같기도 하다.

중환자실에서 근무하던 어느 날이었다. 중환자실은 늘 긴장감이 감도는 곳인데, 그날은 특히 분주했다. 한 환자가 폐절제술(Lobectomy)을 받고 입원해 있었는데, 채혈결과에서 항생제에 내성이 있는 슈퍼박테리아가 있는 환자였고 상태가 점점 나빠지며 인공호흡기를 달고 있었다. 나는 그 환자의 기관지 흡인을 자주 해야 했고, 당연히 감염 관리에 신경을 곤두세웠다. 손을 씻고, 장갑을 끼고, 흡인 튜브를 멸균 상태로 유지하는 건 기본이었다. 그런데 문제는 그 다음에 터졌다.

같은 병실에 있던 또 다른 환자가 갑자기 열이 오르더니 혈압이 떨어지기 시작했다. 의사 선생님이 급하게 와서 검사 지시를 내리고, 나는 채혈을 위해 준비를 했다. 그 와중에 흡인을 끝낸 멸균 장갑을 벗고 새 장갑을 끼는 과정에서 정신없는 순간이 있었다. 바로 그때였다. 손을 씻을 새도 없이 장갑만 바꿔 낀 채로 다른 환자에게 접근한 나를, 함께 근무하던 선배 간호사가 날카로운 눈초리로 잡아냈다. *"야, 너 손 안 씻었지? 이거 큰일 난다!"* 선배는 농담처럼 말했지만, 눈빛은 진심이었다.

그 순간 나는 식은땀이 났다. 맞다. 손을 씻지 않았다. 중환자실에서 MRSA(메티실린 내성 황색포도상구균)나 VRE 같은 슈퍼박테리아가 얼마나 무서운지 잘 아는데, 그 잠깐의 실수가 감염을 옮길 뻔했다니! 다행히 선배가 바로 잡아줘서 손을 다시 철저히 소독하고 장갑을 새로 끼운 뒤에야 채혈을 진행했다. 이후 그 환자는 다행히 감염 없이 회복했지만, 만약 내가 그날 실수를 눈치채지 못했다면? 상상만 해도 아찔하다.

수술실에서도 비슷한 경험이 있었다. 수술실은 감염 관리의 성지

같은 곳이다. 서로 '닿는게 아니라 닿을거 같기만' 해도 예민해지는 굉장히 섬세한 공간이다. 수술전담간호사가 된 뒤 아찔한 경험이 여러번 있었는데 감염과 관련된 경험중 하나를 얘기해볼까 한다. 한번은 긴급수술이 잡혔는데, 환자가 에이즈 환자였는데, 이미 코로나 검사 양성까지 나와 코로나 감염이 의심되는 상태였다. 전신을 멸균복과 N95마스크, 고글까지 쓰고 수술에 들어가야했다. 수술 도구를 멸균 상태로 유지하는 건 물론, 수술 후 폐기물 처리까지 철저해야 했다. 나는 수술실에서 땀을 뻘뻘 흘리며 환자의 혈액이 튀지 않도록 조심조심 움직였다. 수술이 마무리되고 상처를 봉합하는데, 시야확보를 위해 피를 닦으러 들어가는 내 손과 봉합중이던 니들이 스쳐가며 니들이 내 장갑을 꿰뚫었다. 니들이 장갑에 걸려 장갑이 늘어나는 순간이 슬로우 모션으로 보였다. 다행히 더블글러빙을 하고 있었고 장갑 두 개 중 하나만 걸렸던 상태였다. 피범벅 상태에서 그 니들이 내 몸에 찔리기라도 했으면 감염되었을 확률이 높았던 아찔한 순간이었다. 같이 있던 교수님이 말했다.

"함선생이 아무리 건강해도 이건 위험했다. 지금까지 중 제일 스릴넘치는 순간이었어"

"교수님 저도 스릴이 과해서 슬로우모션으로 보였어요"

정말 식은땀이 절로나는 상황이었다. 서로 다행이라는 말을 나누며 웃었지만, 속으로는 '하느님 부처님 세상 모든 각종 신들에게 안찔리게해서 감사합니다.' 기도했던 순간이었다.

이런 순간들을 겪으며 깨달은 건, 감염 관리는 단순한 기술이 아니라 환자와 간호사 모두를 지키는 생명줄이라는 거다. 병실에서는 환자의 위생 교육을, 중환자실에서는 철저한 멸균 기술을, 수술실에서는 한 치의 오차도 없는 프로세스를 요구한다. 전담간호사만이 이 모든 공간을 오가며 감염의 위험을 줄이고, 환자의 회복을 앞당길 수 있다. 나는 여전히 손을 씻을 때마다 그날의 실수를 떠올리며 다짐한다. "보이지 않는 적에게 절대 지지 말자!" 이 전쟁에서 이기는 법은 기술만큼이나 마음가짐이다. 신경을 곤두세우고 감염을 경계해야한다. 환자가 안심하고 웃을 수 있다면, 그게 바로 내가 이 일을 하는 이유니까.

08 환자 교육과 전달력

> **tip** 환자 교육은 단순한 정보 전달이 아니라, 환자의 건강한 삶을 돕는 과정이다. 전담간호사로서 효과적인 전달력을 기르면 환자 만족도와 치료 성공률이 높아지고, 신뢰받는 간호사가 될 수 있다.

- 쉬운 언어와 비유 활용하여 설명하기
- 시각 자료와 실습 활용해 교육 효과 극대화
- 반복과 요점 정리를 통하여 환자가 기억하기 쉽게 전달
- 환자의 감정과 불안을 고려하여 심리적 안정 제공
- 가족과 보호자도 함께 교육하여 치료 지원 강화

환자 교육은 간호사로서 내가 가진 지식과 기술을 환자에게 전달하는 소중한 순간이다. 특히 허리 수술, 그러니까 허리수술(Lumbar Fusion, Laminectomy, MLD등)을 받은 환자들에게는 수술 후 올바른 자세와 움직임이 회복의 핵심이다. 전담간호사로 일하면서 단순히 "이렇게 하세요"라고 지시하는 게 아니라, 환자가 스스로 실천할 수 있도록 이해시키고 동기를 부여하는 과정이 얼마나 중요한지 깨닫게 될 때가 자주있다.

중환자실에서 일반 병동으로 옮겨온 50대 남성 환자가 있었다. 그는 흉추와 요추 퓨전 수술을 받은 뒤였는데, 수술 부위 통증 때문에 침대에서 꼼짝도 하지 않으려 했다. 환자는 "움직이면 허리가 다시 망가질 것 같다"며 겁에 질린 표정을 지었고, 옆에 있던 부인도 "너무 무리시키지 말라"고 걱정스레 나를 쳐다봤다. 일반적으로 운동하셔야 한다는 말을 들은 환자들은 운동을 하지만 수술부위가 큰 분들은 좀더 재활이 더딘 경우가 많아 이분께는 허리 관리에 대해 차근차근 교육하기로 마음먹었다. 먼저 환자에게 다가가 차분히 말했다. "환자분, 허리가 망가질까 걱정되시는 거 충분히 이해해요. 근데 퓨전 수술 후에는 오히려 조금씩 움직여서 허리를 튼튼하게 만들어야 한답니다. 제가 옆에서 도와드릴 테니, 같이 해볼까요?" 환자는 하기 싫어하는 눈빛이었지만, 내가 자신감 있게 웃으며 "지금이 가장 중요해요. 수술 후 너무 오래 누워 있으면 근육이 굳고 혈액순환이 나빠져 회복이 더뎌질 수 있어요. 절 믿고 따라오세요"라고 하자 처음에는 마지못해 고개를 끄덕였다. 하루이틀 계속해서 시간이 날 때마다 평소 재활 훈련과 자세, 그리고 수술 후 재활이 잘 되어야 폐렴이 예방되고 회복이 빠르다는 걸 이해도록 지속적으로 교육했다.

환자에게는 침대에서 일어나는 첫 단계부터 교육했다. 나는 침대 옆에 서서 자세를 보여주며 설명했다. "먼저 무릎을 살짝 구부리고, 몸을 옆으로 천천히 돌아눕고 다리먼저 내려놓고, 팔로 침대를 밀면서 일어나보세요. 허리에 힘을 주지 말고 팔로 몸을 지탱하면서요" 환자가 서툴게 따라 하자, 나는 손으로 허리를 살짝 받치며 "좋아요, 천천히!

제가 도와드릴께요"라고 격려했다. 환자가 "아이고, 무섭네…"라며 신음하자, 나는 "이제 반쯤 성공하셨어요. 제가 호흡 맞춰줄게요. 숨 크게 쉬고, 자 일어나봅시다!"라고 말했다. 그렇게 환자는 침대 가장자리에 앉는 데 성공했다. "이게 이렇게 되는구나…"라며 놀란 표정을 짓는 환자에게 나는 "이제 몸이 기억할 거예요. 하루 몇 번씩 해보면 금방 익숙해지실 겁니다"라며 다독였다.

그 다음엔 걷는 연습으로 넘어갔다. "선생님, 이제 허리를 바로 세우고 두어 걸음 걸어볼게요. 걸을 때는 무릎을 살짝 굽히고, 너무 앞으로 숙이지 않게 조심하세요. 퓨전 수술은 뼈가 붙는 과정이라 자세가 중요하거든요" 환자가 침대 옆에서 조심스레 걷는 게 익숙해지고 속도가 붙자, 나는 박수를 치며 "와, 벌써 뛰려고요? 너무 빠른거 아닌가요? 대단한데요!"라고 농담을 던졌다. 환자도 살짝 웃으며 "이 나이에 칭찬받으니 기분 좋네"라고 대꾸했다. 분위기가 풀리자, 나는 앉고 눕는 자세도 가르쳤다. "앉을 때는 엉덩이부터 천천히 내려가고, 허리를 구부리지 말고 무릎으로 힘을 주세요. 누울 때는 아까처럼 옆으로 굴러서 눕는 게 좋아요. 이렇게 하면 퓨전 부위에 무리가 덜 간답니다." 환자는 "집에서도 이렇게 해야겠네…"라며 고개를 끄덕였다. 나는 "맞아요! 제가 메모지에 적어드릴 테니 붙여놓고 보세요"라며 간단한 그림과 함께 설명을 적어 건넸다. 마지막으로 수술 후 허리 관리에 대해 강조했다. "환자분, 퓨전 수술은 뼈가 단단히 붙을 때까지 조심해야 해요. 앞으로 6주 정도는 무거운 걸 들거나 갑자기 움직이지 말고, 따뜻한 찜질도 해보세요. 혈액순환이 좋아져서 통증이 줄어들 거예요" 환자가

"찜질이라, 그건 할 만하겠네"라고 하자, 나는 "네, 뜨끈뜨끈하면 기분도 좋아지실 거예요"라며 미소를 지었다. 부인에게도 "부인께서 옆에서 도와주시면 더 좋아질거예요"라고 말하자, 부인이 "내가 잘 감시는 할게요"라며 웃었다.

시간이 지나 환자는 퇴원 했고 어느날 외래에서 마주치게 되었다. *"선생님 덕분에 자신감 생겨서 운동 열심히 하고 있어요. 감사했습니다."* 나는 다행이고 재활 잘 하시라고 웃어넘겼지만 사실은 그 말을 듣는 순간, 아니 외래 복도에서 걸어오는 걸 마주친 순간부터 전담간호사로서의 보람을 느꼈다. 나는 환자에게 단순히 동작을 가르친 게 아니라, 스스로를 돌볼 수 있는 힘을 준 거였다. 퇴원 후에도 메모지를 보며 꾸준히 실천하고있는 환자의 모습이 머릿속에 그려졌. 전담간호사는 중환자실과 병실에서 회복을 돕고, 수술을 돕고, 퇴원 후에도 환자의 삶에 자신감을 주는 따뜻한 난로 같은 존재다. 퓨전 수술 환자에게는 작은 동작 하나가 삶의 질을 바꿀 수 있고, 그걸 가르치는 과정에서 신뢰가 쌓인다. 환자가 *"아, 이건 이렇게 하는 거구나"*하며 눈을 반짝이는 순간, 나는 이 일을 왜 하는지 되새긴다. 교육과 전달력은 말재주가 아니라, 환자의 마음을 읽고 그들의 언어로 다가가는 능력이다. 그 능력이 회복을 넘어 희망까지 전할 수 있다는 건 전담간호사로서 경험할 수 있는 매력적인 순간이다.

09 윤리와 환자 존중

tip 간호 윤리는 단순한 지침이 아니라, 환자와의 관계 속에서 실천되는 살아있는 가치다. 무엇보다 간호윤리를 지키며 환자를 존중하였을 때 협조적인 환자의 모습도 볼 수 있지만, 스스로도 자부심을 느끼게 된다. 윤리적인 간호사는 더 많은 존경을 받고 의료진 간의 팀워크를 강화한다. 전담간호사로서 딜레마 상황이 많지만 간호윤리를 지켜갈수록 전문성과 직업만족도가 올라가게 될 것이다.

- 환자를 질병이 아닌 한 사람으로 존중하며 대하기
- 환자의 자기 결정권을 보호하고 충분한 설명 제공
- 개인정보와 프라이버시 보호 철저히 하기
- 윤리적 딜레마에서는 최선의 선택을 위해 신중한 판단
- 의료진과 동료 간호사와도 존중하는 태도로 협업하기

간호 윤리는 교과서에 적힌 딱딱한 규칙이 아니라, 환자와의 실제 만남 속에서 그들의 마음을 읽고 공감하며 실천되는 살아있는 가치다. 간호윤리는 환자의 권리를 보호하고 간호사의 도덕적 책임을 강조하는 핵심 원칙이다. 그리고 나는 이것을 간호학생시절, 간호사선배가 환자를 대하는 태도에서 보고 생생하게 배울 수 있는 좋은 경험이 있었다.

이것은 전담간호사가 알아야 할 부분도 되지만, 모든 간호사들이 공유하고 실천해야할 보편적인 덕목이기도 하다고 생각한다. 선배로서, 또는 후배로서 서로를 존중하고 공감하며, 단순히 지식 전달을 넘어 삶 속에서 좋은 교훈으로 남을 수 있는 존재가 되기를 바란다.

간호학생 때 지루하고 고달픈 이론수업이 끝나고 간호실습에 나갔던 날들은 실질적으로 내게 많은 것을 가르쳐주었다. 교과서와 강의실에서는 배울 수 없는, 사람 냄새 나는 순간들을 만나며 간호의 본질이 무엇인지 조금씩 깨닫게 되었다. 그중에서도 가장 기억에 남는 건 치매를 앓고 계신 한 할머니와의 만남이었다. 내가 직접 간호한 건 아니었지만, 실습 중 목격한 그 장면은 내 가슴에 깊은 울림을 남겼고, 윤리와 환자 존중이 무엇인지 뼈저리게 느끼게 해주었다.

그날은 병동 실습 둘째 날이었다. 아직 모든 게 낯설고 어색해서 선배 간호사들의 손놀림을 유심히 보며 따라가기 바빴다. 병실은 늘 분주했고, 환자마다 각기 다른 소리와 요구가 뒤섞여 정신없는 오케스트라 같았다. 그러던 중, 한 침대에서 들려오는 다급한 목소리가 유난히 귀에 들어왔다. "집에 가야 해! 나 좀 보내줘!" 회색빛 머리카락이 흐트러진 할머니 한 분이 침대 난간을 붙잡고 계속 같은 말을 반복하고 계셨다. 치매가 심해지면서 현실과 기억이 뒤섞인 상태라는 걸 차트에서 이미 확인했지만, 그 목소리에는 애타는 절박함이 묻어 있었다. 할머니는 간호사들을 향해 손을 휘저으며 "왜 나를 가둔 거야!"라며 소리를 지르셨고, 병실 안은 금세 긴장감으로 가득 찼다.

솔직히 그 순간, 나는 어찌해야 할지 몰라 우두커니 서 있었다. 실습생이라 손을 뻗을 용기도, 말을 걸 자신감도 없었다. '나같은 덩치 큰 사람이 다가가면 더 놀라실까?'라는 걱정만 머릿속을 맴돌았다. 주변 환자들도 불안한 눈초리로 바라보고, 보호자 한 분은 "조용히 좀 해주세요"라며 툴툴거렸다. 그때, 담당 간호사 한 분이 차분히 할머니에게 다가갔다. 나는 선배가 화를 내거나 단호하게 제지할 거라 예상했다. 치매 환자가 소란을 피우면 '진정시키는 게 먼저'라는 생각이 당연하게 느껴졌으니까. 하지만 선배의 행동은 내 예상을 완전히 뒤바꿔놓았다.

선배는 먼저 할머니 옆에 쭈그리고 앉아 눈높이를 맞췄다. 그러고는 다정하게, 아주 부드러운 목소리로 말했다. "할머니, 집에 가고 싶으세요? 저도 집에 가고 싶을 때가 많아요. 근데 여기서 조금만 쉬었다가 같이 가요, 네?" 할머니는 여전히 손을 휘두르며 "아니야, 지금 가야 해!"라고 소리쳤지만, 선배는 전혀 흔들리지 않았다. 대신 할머니의 거친 손을 살짝 잡고, 따뜻하게 쓰다듬으며 말을 이었다. "할머니 손 참 따뜻하시네요. 여기 좀 있다가 제가 맛있는 것도 챙겨드릴게요. 그럼 기운 내서 집에 갈 수 있을 거예요." 그 목소리에는 억지로 달래려는 기색이 없었다. 진심이 담겨 있었다.

놀랍게도 할머니는 점점 진정되기 시작했다. 손을 휘두르던 동작이 느려지더니, 선배의 손을 마주 잡고는 "그래, 좀 쉬어야겠다"라며 중얼거리셨다. 선배는 미소를 지으며 "네, 할머니. 제가 옆에 있을게요"라고 답했다. 그 짧은 순간, 병실의 소음이 잦아들고 할머니의 얼굴에도 평화로운 기색이 스며들었다. 나는 그 모습을 멀리서 지켜보며 숨을 제대로 못 쉰 걸 깨달았다. 가슴이 쿵쾅거렸다. '이게 간호구나'라는 생각이 머리를 스쳤다.

그날 밤, 집으로 돌아와 침대에 누워 그 장면을 곱씹었다. 선배는 화를 내거나 할머니를 억지로 통제하지 않았다. 심지어 "여기가 병원이에요"라며 현실을 강요하지도 않았다. 대신 할머니의 마음을 있는 그대로 받아들이고, 그 세계 속에서 함께 걸어주었다. 할머니에게는 "집에 가야 해"라는 말이 단순한 소란이 아니라, 불안과 그리움이 얽힌 절절한 외침이었을 거다. 선배는 그걸 알아챘고, 할머니를 번호나 증상이 아닌 '한 사람'으로 대했다. 그게 바로 존중이었다.

그 사건을 계기로 나는 윤리와 환자 존중이 단순히 규범이나 원칙이 아니라는 걸 깨달았다. 환자를 존중한다는 건 그들의 감정을 무시하지 않고, 그들이 느끼는 세상을 인정해주는 마음에서 시작된다. 치매로 혼란스러운 할머니에게 "진정하세요"라고 다그치는 대신 손을 잡아준 선배의 모습은, 간호가 기술 이상의 무엇을 돌봄이어야 함을 보여주었다. 환자를 억제하거나 효율만 따지는 게 아니라, 그들의 존엄을 지켜주는 게 진짜 간호라는 걸 말이다.

실습이 끝난 뒤에도 그 할머니와 선배의 모습은 내 머릿속에 남아 있다. 나도 간호사가 되면, 저런 순간을 만들고 싶었지만 아직은 그 선배보다 부족한게 많은 것 같다. 환자가 아무리 소란을 피워도, 그 뒤에 숨은 마음을 읽고 따뜻하게 다가가는 사람이 되고 싶다. 그날의 목격담은 환자를 한 사람으로 존중할 때, 비로소 그들의 마음에 닿을 수 있고, 그때부터 진정한 치유가 시작된다는 걸 배웠다. 그 깨달음은 앞으로 내가 어떤 간호사가 될지, 어떤 마음가짐으로 환자를 대할지 가늠하게 해주는 나침반이 되어주었다.

10 자기관리

tip 우리는 살면서 어떤 사람과의 관계가 가장 중요할까 생각해봐야 한다. 가족?친구?동료?상사?환자? 그 무엇보다 중요한 것은 나 자신과의 관계이다. 전담간호사로서 많은 부서와 환자에게 지속적으로 헌신적이고 업무적인 관계를 지속하다보면 정신적으로, 육체적으로 힘든 순간이 분명히 올 것이다. 물론 사람마다 그 기간과 주기는 다를테지만 그럴 때마다 정말 중요한 것은 자신과의 관계에서 해답을 찾아야 한다는 것이다. 자기관리를 못하면, 결국 피해자는 '나'와 동료들이다. 내가 감정적으로 지치지 않아야 환자들에게도 최선을 다할 수 있다. 내가 건강해야 실수 없이, 안정적인 간호를 제공할 수 있고, 지치지 않아야 동료들에게 부담을 주지 않는다는 것을 알아야 한다. 10번째 마지막은 지치지 않기 위한 소소한 나만의 팁이다.

- 점심시간은 무조건 챙기기, 아무리 바빠도 식사는 필수
- 업무를 나누고, 도움 요청하기, 혼자 다 하려다 무너지지 말 것
- 쉬는 날에는 확실히 쉬기, 쉰다는 것도 중요한 업무 중 하나

과거엔 개인의 단위로 전담간호사의 업무를 해결했지만 시간이 지나고 전담간호사의 필요성이 늘어감에 따라 전담간호사의 수가

늘어나며 팀단위로 일하는 것이 점점 자리잡아가고 있다. 우리팀은 그 수가 많지 않은 소규모 팀이지만 하루 24시간을 빡빡하게 채우며 교대근무로 일하고 있다. 주 5일이 아니고 온콜까지 있어 주 6일 근무를 할 때도 있다. 하지만 여전히 인력이 부족하여 한명이라도 일이 발생하면 나머지 시간을 교대자가 채워야하는 열악함이 존재한다.

어느 날, 온콜 근무까지 겹친 일주일이었다.

하필이면 그날 전담간호사는 나 혼자뿐인데 병동 드레싱과 수술이 빡빡하게 잡혀있어 14시간 내내 병동과 수술실을 넘나들며 움직여야 했다. 인력 부족으로 인해 교대근무가 빡빡해질수록 한 명이 지치면 팀 전체가 흔들리는 상황이 되었다. 마침 다음 교대자가 집에 경조사가 생겨 내가 그 시간까지 모두 커버해야 하는 상황이 생겼다. 이상하게 그런 날은 평소보다 일이 많아지고 업무가 고달퍼진다. 하지만 나는 여느 때처럼 바쁘게 환자들을 관리하며 최선을 다하고 있었다.

저녁 10시, 14시간을 꼬막 일하고 퇴근하려고 했는데 응급수술이 잡혔다. 그때까지 퇴근하지 못한 나는 "어쩌겠어, 내가 해야지"라는 생각으로 수술방을 뛰어다녔다. 피곤한 몸을 이끌고 수술 준비를 마치고 있었는데, 순간 귓가에 함께 응급수술을 하는 의사의 목소리가 들렸다.

"너 괜찮아? 온콜까지 하면서 몇 시간째 쉬지도 못했잖아"

나는 피식 웃으며 말했다.

"이렇게 나 생각해주는 사람이 별로 없는데 너무 고마워요. 조금만 더 버티면 되니까 괜찮아요" 그렇게 수술이 시작되었고, 나는 최선을 다해 의사를 보조하며 빠르게 움직였다. 하지만 점점 몸이 무거워지고,

눈앞이 흐려졌다. 그러다 순간적으로 몸이 휘청거리면서 내 손에 들린 기구가 바닥으로 떨어졌다. 찰나의 순간이었지만, 모두의 시선이 나에게 집중되었다. 나는 기침을 하고 괜히 너스레를 떨며 괜찮다고 했다. 동료 간호사가 재빨리 다른 기구를 건넸고, 수술은 계속 진행되었지만, 나는 숨이 턱 막히는 기분이었다.

"이게 다 내가 지쳐서 실수한 거구나…"

수술이 끝난 후, 수술방 선생님이 조용히 내 어깨를 두드렸다. "너무 무리하는 거 아냐? 너 이렇게 가다간 우리도 힘들어져"

그 말을 듣고 나는 깨달았다. 나는 "나만 버티면 된다"고 생각했지만, 결국 내가 무너지면서 동료들에게까지 부담을 주고 있었다. 자기관리는 '나'만을 위한 것이 아니다. 그날 이후, 나는 나 자신과의 관계를 다시 돌아보기 시작했다. 내가 건강해야 환자들에게 최선을 다할 수 있고, 동료들에게도 피해를 주지 않는다. 그리고 나는 식사도 챙기고 쉴 때 쉬는 '작지만 내가 할 수 있는 것'부터 바꾸기로 했다. "버티는 게 능사가 아니다. 나를 돌봐야 환자도, 동료도 지킬 수 있다." 그렇게 나는 변화하기 시작했다. 내가 나를 먼저 돌보는 것, 그게 진짜 좋은 팀워크의 시작이고 전담간호사로서 오래 유지할 수 있는 나만의 꿀팁이다.

5. 전담간호사의 오해와 진실 Q&A

 **전담간호사는 일반 병동 간호사와 어떻게 다른가요?**

전담간호사라는 직함을 들으면 가장 먼저 떠오르는 질문은 "일반 병동 간호사와 어떻게 다를까?"일 것이다. 일반 병동 간호사는 '만능해결사' 같은 존재다. 환자의 전반적인 간호를 담당하며, 여러 환자를 동시에 돌보며 체온과 맥박을 측정하고, 주사를 놓고, 환자의 상태를 기록하며 의사의 지시에 따라 치료를 돕는 것이 주요 업무다. 반면, 전담간호사는 자신이 속해있는 진료과의 특정 역할이나 분야에 집중하며 한가지에 '올인'하는 스타일이다. 이름처럼 '전담'이라는 단어가 의미하듯 진료과 임무에 몰두한다. 수술실에서 의사 옆에서 땀 흘리며 보조하거나, 중환자실에서 위중한 환자 한 명에게 집중 모드 ON! 특정 진료과에 딱 맞춘 전문성을 무기로, 일반 간호사보다 더 깊이 파고드는 역할이라고 생각하면 된다.

요리로 치면 일반간호사는 각각의 재료들을 손질, 관리하고 여러 가지 음식들을 준비하는 뷔페의 보조요리사라면, 전담간호사는 중식이면 중식 보조요리사, 이탈리아 보조 요리사, 일식 보조요리사라고 생각하면 이해하기 쉬울 것이다.

 전담간호사가 담당하는 주요 업무는 무엇인가요?

신경외과, 비뇨기과, 성형외과, 심장외과, 외과 등 각 진료과의 특성에 맞는 전문 지식을 활용해 환자의 회복을 돕는다. '돕는다'의 범위는 인턴과 레지던트의 업무 중 간호사로서 수행할 수 있는 것들을 하지만, 그 이상의 업무도 맡아서 하는 전담간호사들이 존재한다. 전담간호사의 업무는 이곳에 다 적을 수 없을 정도로 많지만 간단히 주요업무만 요약해서 말해보겠다. 전담간호사의 역할은 단순한 보조를 넘어선다. 의사들이 원활하게 진료하고 수술할 수 있도록 미리 준비하며, 환자의 회복 과정에서 중요한 역할을 한다. 병동에서는 입퇴원 환자들을 관리하고, 수술 전후 환자의 상태를 파악하고 합병증 예방과 통증 관리를 돕는다. 수술실에서는 수술에 집중하여 환자에게 최상의 수술을 제공할 수 있도록 집도의를 돕는다. 의료진과 환자 사이에서 든든한 연결고리가 되어, 환자가 최상의 치료를 받을 수 있도록 헌신하는 것이 바로 전담간호사의 핵심 역할이다.

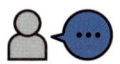 전담간호사는 어떤 의사 업무를 수행할 수 있나요?

전담간호사는 의사업무의 일부를 수행할 수 있지만, 이는 법적·윤리적 범위 내에서 이루어지며, 의사의 역할을 완전히 대체하는 것은 아니다.

전담간호사는 의사의 업무 중 수술 중 견인(retraction)유지, 출혈 관리, 봉합 보조 또는 직접 봉합 등의 업무를 수행할 수 있다. 또한, 중환자실에서는 환자의 상태를 면밀히 모니터링하고, 정맥 주사 및 약물 투여, 기도 관리 등의 업무를 담당하며, 의료진과 협력하여 응급 상황에 대응한다. 병동에서는 루틴적인 오더에 관한 업무와 상처관리를 하며 외래에서는 검사와 퇴원 환자의 소독 관리 등 많은 업무를 한다.

그러나 진단, 치료 결정, 처방과 같은 최종 의학적 판단은 의사의 권한이며, 전담간호사는 이러한 결정이 효과적으로 이루어지도록 보조하는 역할을 수행한다. 즉, 전담간호사는 의사의 업무를 일부 수행하지만, 환자의 안전과 법적 기준을 고려하여 제한된 범위 내에서만 가능하다.

 전담간호사는 단독으로 환자를 치료할 수 있나요?

전담간호사는 환자를 단독으로 치료할 수 있을까? 많은 사람이 궁금해하는 질문이다. 결론은 '단독으로는 못한다'이다. 의료법상 의사만이 진단과 치료를 결정할 수 있다. 병원에서 환자를 가장 가까이에서 돌보고, 의사의 지시를 수행하며, 때로는 누구보다 환자의 상태를 빠르게 파악하는 간호사. 그렇다면 왜 간호사는 단독으로 치료할

수 없는 걸까?

나는 병원에서 오랜 시간 간호사로 일하면서 수많은 환자를 만났다. 응급실에서, 수술실에서, 중환자실에서 환자의 작은 변화까지 놓치지 않으려 노력했다. 하지만 아무리 오랜 경험과 지식을 쌓아도, 나는 스스로 환자를 치료할 수 없다는 사실을 잘 알고 있었다.

첫 번째 이유는 의료법 때문이다. 의료법상 의사만이 최종 진단과 치료를 결정할 수 있으며, 간호사는 독립적인 진료 권한 없이 환자 상태를 보고하고 치료를 보조하는 역할을 한다

두 번째 이유는 교육 과정의 차이다. 의사가 되기 위해서는 오랜 기간 동안 의과대학에서 의학을 공부하고, 인턴과 레지던트 과정을 거쳐야 한다. 반면, 간호사는 환자를 돌보는 법, 약물 투여, 응급처치 등에 대한 전문 교육을 받지만, 진단과 수술 같은 의사의 역할을 수행하도록 훈련받지는 않는다. 따라서 간호사는 의료팀의 중요한 구성원이지만, 최종적인 치료를 결정하는 위치에 서지는 않는다.

일부 국가에서는 Nurse Practitioner(NP)처럼 일정 수준의 처방과 치료 권한을 가진 간호사가 존재하지만, 한국에서는 의료법상 간호사에게 독립적인 진단 및 처방 권한이 없으며, 의료진과 협력하여 보조적 역할을 수행한다. 또한, 간호사는 의료진과 협력하며 환자의 상태를 세심하게 살피고, 치료가 올바르게 진행될 수 있도록 중요한 역할을 수행한다.

결국, 간호사는 단독으로 환자를 치료하지 못하지만, 의료 현장에서 없어서는 안 될 존재다. 비록 독립적인 치료 권한은 없지만, 그 누구보다 환자의 회복을 위해 헌신하는 사람. 그것이 바로 전담간호사다.

 전담간호사가 되려면 어떤 경력이 필요한가요?

전담간호사는 특정 분야에서 능숙한 기술과 판단력이 필요하니까, 대부분 진료과에서는 1~3년 이상의 경력을 쌓은 간호사를 원한다. 수술실 전담간호사는 대개 병동에서 2~3년 일한 뒤 지원하고, 중환자실은 3년 이상을 선호한다. 신경외과, 정형외과, 심장외과 같은 특정 과에 따라 필요한 능력도 다르다. 심장외과라면 심혈관 지식이, 신경외과라면 신경계 지식이 필요하다. 각 과의 해부학을 아는 것은 기본이며 진료과의 업무가 어떻게 이루어지는지 맥락을 이해하는 것이 중요하다. 운좋게 해당 진료과만 별도로 도맡은 병동이나 중환자실, 수술실에 관련된 경험이 있다면 진료과에도 좋고, 전담간호사가 되기 전 경력으로도 아주 좋다. 그리고 진료과에 대해 관심과 학습이 얼마나 되어 있느냐도 중요한 요소이다

웃기지만 슬픈 현실은, 경력자들은 *"전담? 나 안 해!"* 하면서 지원자가 없어 외부 공채로 뽑거나, 신입들이 빈자리 채우는 경우가 더 흔하다는 거다.

 **신규 간호사도 전담간호사가 될 수 있나요?**

"신규 간호사도 전담간호사가 될 수 있을까?"라는 질문은 간호사 생활을 막 시작한 분들이 많이 궁금해한다. 신규 간호사가 전담간호사가 될 수 있는지는 본인의 적성, 병원의 지원 시스템, 그리고 업무 환경에 따라 달라질 수 있는 문제지만, 결론부터 말하자면 가능하다. 실제로 내가 근무한 병원에서는 신규 간호사를 전담간호사로 투입하는 경우가 많으며, 특히 남자 간호사가 체력적으로 요구되는 역할(예: 수술실 보조)에 배치되는 경향이 있다.

처음부터 완벽할 필요는 없지만, 충분한 준비와 지원이 있다면 더 좋은 결과를 얻을 수 있다.

(개인적으로는 기본적인 임상경험을 먼저 쌓고 관심분야를 정해 지원하는 것이 간호사 본인을 위해서 더욱 좋을거라 소견을 내본다.)

 신규 간호사가 전담간호사가 되면 어떤 장점과 어려움이 있나요?

신규 간호사가 초기에 전문 분야에 투입되면 해당 영역에서 빠르게 숙련도를 쌓을 수 있다는 장점이 있다. 특히 체계적인 교육 커리큘럼이 뒷받침된다면, 경험 부족을 상쇄할 수 있는 기반이 마련된다. 다행히 현재는 선배 전담간호사들이 체계적인 교육 시스템을 갖추고 신규 간호사들을 지도하지만, 과거에는 '맨땅에 헤딩'하는 방식으로 배워야 했다.

신규 간호사가 기본적인 임상 경험 없이 전문 분야에 바로 투입될 경우, 폭넓은 간호 지식과 기술을 쌓을 기회를 놓칠 수 있다는 단점이 있다.

예를 들어, 일반 병동에서 다양한 환자를 돌보며 얻는 다재다능한 경험은 장기적으로 간호사로서의 역량을 키우는 데 자산이 될 수 있다. 또한, 전담간호사는 높은 책임감과 전문성을 요구하기 때문에, 경험이 부족한 신규 간호사가 심리적 부담을 느낄 가능성도 배제할 순 없다.

 **특정한 자격증이나 교육이 필요한가요?**

"자격증이나 특별한 교육이 필요할까?"도 빠질 수 없는 궁금증이다. 전담간호사를 위한 특정한 자격증이나 교육은 없다. 전담간호사와 이름이 비슷한 전문 간호사가 있지만, 전문 간호사는 국가 자격증을 통해 인증된 직함(예: 마취 전문 간호사, 감염관리 전문 간호사)으로 독립적인 전문 분야를 담당하며, 전담간호사는 병원 내 특정 진료과나 역할에 집중하는 비공식 직함으로 자격증이 별도로 요구되지 않는다

하지만 전담간호사가 되면 의사와 선배간호사들이 업무의 범위와 역할을 교육해준다. 어찌보면 아무런 교육이나 실습없이 바로 투입되는 것이기 때문에 막연한 두려움이 앞설 수도 있다. 이러한 두려움을 극복하기 위해 병원에서 제공하는 훈련프로그램이나 외부교육을 통해 의료인으로서의 역량을 키우면 실질적으로 도움이 된다. 예를 들어, 중환자실 전담간호사는 ACLS(고급 심폐소생술) 자격을 요구받을 수도 있고, 수술실에서는 무균 기술을 익히는 게 필수다. 큰 병원에서는 전문 간호사 자격을 가진 사람을 전담으로 선호하지만 이것은 전문간호사의 입장도 들어봐야 한다. 결론적으로, 아직까지 자격증이나 교육이 존재하진 않지만 필요성에 의해 전담간호사의 인원이 점차 늘어가고 있으니 퀄리티있는 교육이 만들어지기를 희망한다.

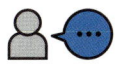 **전담간호사의 근무 시간과 연봉은 어떻게 되나요?**

병동처럼 3교대(오전, 오후, 밤)를 하는 경우도 있지만, 수술실 전담간호사는 주간 근무 후나 주말에 당직(On-call)을 선다. 급한 수술이 생기면 새벽에도 나가야 한다. "연봉이나 수당은 더 높은가?" 큰 병원 기준으로, 특수 업무 수당이나 야간 수당 덕에 일반 간호사보다 10~20% 정도 더 받을 수 있다. 하지만 병원 크기나 지역에 따라 차이가 크다. 당직이 많은 경우 연봉이나 수당도 일반 간호사보다 나은 경우가 많아서 경제적인 메리트도 있다. 하지만 어디까지나 당직 근무가 많은 경우이다. 주간근무만 하게되면 나이트 근무 수당이 빠지게되며 병원별로 차이가 있겠지만, 수십만원정도 차이가 발생한다. 하지만 밤을 꼬박 새는 것보다 건강에 도움이 될 수 있다. 일을 많이하면 자연스레 수당도 많아지는 법, 하지만 밤교대 근무를 안하고 정규 근무만 할 시에는 오히려 연봉과 수당이 더 낮은경우도 많다. 모든 근무를 해본 나의 경험 상, 일반간호사와 비교하면 조금 많거나 조금 적지, 사실 연봉은 큰 차이가 없다.

 **병원에서 전담간호사를 따로 모집하나요, 아니면 지원해야 하나요?**

이건 병원마다 다르다. 대형병원은 수술실이나 중환자실 전담간호사를 따로 내부에서 공채지원모집을 하기도 하지만, 지원자가 없는 경우 외부에서 선발하기도 한다. 작은 병원은 내부에서 적합한 사람을 뽑아 전담 역할을 맡긴다. 관심 있다면 적극적으로 지원하고 의지를 보여주는 게 좋다.

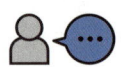 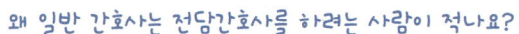
왜 일반 간호사는 전담간호사를 하려는 사람이 적나요?

간호사를 지원하는 사람은 환자들과 관계를 중요시 하는 사람들이 많을 수도 있고, 간호사 직군에서 수간호사, 팀장, 과장, 부장까지의 승진 비전이 있을 수도 있다. 하지만 일반간호사가 전담간호사로 지원하지 않는 가장 큰 이유는 업무 강도, 근무 환경, 인간관계, 그리고 보상 같은 문제로 나눌 수 있을 것 같다. 또한, 모든 간호사가 특정 분야의 전문성을 쌓고 싶어하는 것이 아니며, 환자와의 직접적인 상호작용이나 일반 병동에서의 간호를 더 선호하는 경우도 많다.

전담간호사는 비교적 최근에 도입된 역할이라 기존 간호사 조직 내에서 소속감이 덜하며, 독립적인 위치에 놓여 있다. 예를 들면, 전담간호사는 병동 소속도, 수술실 정식 멤버도 아닌 애매한 포지션이라 "나 어디 속한 거지?" 외로울 때도 있고, 간호부 내에서 지원이나 관리가 부족하게 느껴질 때가 많다.

중환자실, 응급실, 수술실 등에서 일하며, 환자의 생사가 걸린 순간에 빠른 판단과 집중력이 요구되는 업무강도도 이유가 될 것이다. 이는 일반 병동보다 신체적·정신적 부담이 크고, 장시간 근무와 야간·주말 근무가 많아 일과 삶의 균형을 유지하기 어렵다. 또한, 특정 분야의 전문성을 갖추기 위해 추가 교육과 자격증이 필요할 수 있어 학습 부담이 크며, 감염·폭력 등 위험한 환경에 노출될 가능성도 높다. 전담간호사는 의사와 밀접하게 협력해야 하지만, 일부 의사가 간호사를 존중하지 않는 태도를 보이면 업무 만족도가 급격히 떨어진다. 간호사의 의견이 무시되거나 하대당하는 분위기가 조성되면 감정 소진이 심해지고, 결국 전담간호사보다는 상대적으로 독립성이 보장되는 일반 병동을 선호하게 된다. 전담간호사는 업무량이 많지만, 이에 비해 일반 간호사와 급여 차이가 크지 않거나 오히려 불리한 경우도 있다. 추가 수당이 부족하고, 승진이나 커리어 발전 기회가 명확하지 않아 장기적인 직업적 비전이 불투명하다.

"하려고 하는 자는 방법을 찾고 안하려는자는 변명을 찾는다"라는 말처럼 하려는 사람은 '그럼에도 불구하고' 지원을 한다. 전담간호사는 높은 책임과 전문성이 요구되는 중요한 역할이지만, 현재의 근무 환경과 보상 체계, 조직 문화가 개선되지 않는 한 지원자가 많아지기 어려운 구조이다. '그럼에도 불구하고' 지원자가 더 많이 생기고 간호의 한 분야로서 '환자의 건강을 유지·증진하고, 질병 예방과 회복을 돕기 위해 수행되는 과학적이고 체계적인 돌봄 활동'이 되기를 바란다.

 **전담간호사의 가장 큰 장점과 단점은 무엇인가요?**

가장 큰 장점은 전문성이다. 한 분야에서 깊은 경험을 쌓으면서 자신의 가치를 높일 수 있다. 수술실 전담간호사는 의사와 함께 생명을 구하는 순간을 느끼고, 그 보람이 크다. 병동의 전담간호사는 보호자들과 환자에게 더욱 가까이 다가갈 수 있다. 더욱더 전문적이고 더욱더 깊어진 업무와 관계를 경험할 수 있다.

단점도 있다. "일반 병동 간호사보다 더 힘든가?"라고 묻는다면, 업무 강도가 무작위적으로 세다고 대답하겠다. 중환자실에서는 환자의 생사가 걸린 순간이 자주 있고, 수술실에서는 긴장 속에서 몇 시간씩 서 있어야 한다. 어떤 순간은 환자들이 모두 안정적이라 업무강도가 낮아질 때도 있다. 마치 롤러코스터를 타는 것 같다. "업무 강도가 어느 정도지?"라는 질문에는 분야마다 다르지만, 간호사의 일들은 기본적으로 체력과 정신력을 동시에 써야 하는 힘든 일이다. 전담간호사도 마찬가지다. 업무의 중등도보다 본인의 성향에 맞는지가 중요하다. 힘들어도 멋진 순간이 기억에 남는 멋진 직업이다.

 **전담간호사는 의사가 하라는 것만 하는 로봇 같은 존재인가요?**

일부에서는 전담간호사가 의사와의 관계에서 수동적인 위치에 있다고 생각하지만, 실제로는 그렇지 않다. 전담간호사는 환자의 입장에서 의사와의 소통을 주도하며, 환자의 상태와 요구를 정확하게 전달하는 역할을 한다. 환자가 치료 과정에서 놓칠 수 있는 부분들을 보완하고, 보다 나은 회복을 돕기 위해 존재하는 전문적인 역할이다. 환자의 치료와 회복을 돕는 전문성을 갖춘 파트너이자 의사와 환자, 의사와 간호사들의 중간에서 균형을 맞추는 필수적인 존재이다.

전담간호사는 단순히 의사의 지시에 따라 움직이는 존재가 아니라, 의료진과 협력하여 최선의 치료 계획을 세우는 데 적극적으로 기여한다. 환자의 상태를 가장 가까운 거리에서 관찰하며, 그들의 변화를 누구보다 먼저 감지하고 필요한 조치를 취하는 것이 전담간호사의 중요한 역할이다.

 **전담간호사에서 더 발전할 수 있는 경로는 무엇인가요?**

과거의 나의 시야가 좁았다. 중환자실 간호사는 중환자실에서만 근무하다 수수간호사까지 되는 것이 정해진 길인줄 알았다. 전담간호사가 될 때만 해도 "이제는 다른 일은 못하겠구나" 생각했다. 하지만 이젠 세상이 바뀌면서 전담간호사도 꿈꿀 수 있는 무대가 커졌다. 간호사의 다양한 업무범위가 새롭게 생겨나고 있는 세상이다. 지금부터는 무엇보다 본인이 하고싶은 분야에서 역량을 얼마나 끌어올리느냐가 관건이다. 전담간호사만 했다고 해서, 또는 전담간호사가 된다고 해서 걱정하지 않아도 된다. 이제는 더 다양한 경로로 발전할 수 있다.

가장 기본적인 방향은 전문성을 강화하여 임상에서 더 높은 수준의 역할을 수행하는 것이다. 중환자, 마취, 응급, 감염관리 등 특정 분야의 전문간호사(APN, Advanced Practice Nurse) 자격을 취득하면 더 많은 권한을 가지게 된다. 특히 수술 보조나 중환자 관리에 특화된 경우, 대학병원이나 전문센터에서 수술 전담 PA로 자리 잡고 마취과 어레인지 업무를 할 수 있다. 단순한 보조 역할이 아니라 특정 시술을 직접 담당하거나 의료진 교육까지 맡는 수준으로 성장할 수도 있다. 최근들어 교육전담간호사의 인기도 좋아져 학구열이 있고 교육하기에 관심이 있다면 교육전담간호사로 지원해 보는 것도 좋을 것이다.

관리직으로 발전하는 길도 있다. 일정 경력이 쌓이면 수술실·중환자실·응급실 팀장이나 간호과장, 간호부장으로 승진하여 의료진을 관리하는 역할을 맡을 수 있다. 병원 운영에 관심이 있다면,

의료행정 분야로 이동하여 병원 코디네이터, 의료 기획, 병원 경영팀에서 일하는 것도 가능하다. 전담간호사의 업무 프로세스를 개선하거나, 병원의 간호 조직을 효율적으로 운영하는 일을 담당하는 것이다.

교육과 연구 분야로 확장하는 방법도 있다. 오랜 임상 경험을 바탕으로 대학 강의, 임상교육, 실습 지도 등을 맡아 후배 간호사를 양성하는 길이 있다. 간호학 교수나 실습 지도자로 활동하며, 신입 간호사들에게 현장에서 필요한 지식을 전수하는 것이다. 또한, 임상 연구나 논문 작성을 통해 의료 발전에 기여할 수도 있다. 새로운 치료법이나 간호 술기를 연구하고, 학회에서 발표하거나 논문을 게재하는 것도 하나의 성장 방향이다.

창업과 컨설팅도 전담간호사들이 도전할 수 있는 영역이다. 간호 교육 플랫폼을 만들어 후배 간호사들에게 실무 교육을 제공하거나, 전담간호사 시스템을 구축하는 컨설팅을 진행할 수도 있다. 의료기기 개발, 디지털 헬스케어 사업, 병원 전자 의무 기록(EMR) 시스템 개선 등 IT와 의료를 접목한 창업도 가능하다. 최근에는 간호사 커뮤니티를 운영하거나, SNS에서 의료 관련 콘텐츠를 제작해 영향력을 키우는 사례도 늘어나고 있다.

전담간호사의 커리어는 단순히 병원 내에서 머무는 것이 아니라, 임상, 관리, 연구, 교육, 창업 등 다양한 방향으로 확장할 수 있다. 중요한 것은 자신의 강점과 관심사가 어디에 있는지를 파악하고, 전략적으로 커리어를 설계하는 것이다. 간호사의 역할을 더 넓은 범위에서 바라보면, 생각보다 많은 기회가 열려 있다. 남들이 정해놓은 틀 안에서 한걸음만 나간다면 미래는 더 넓은 세상을 보여줄 것이다.

 **전담간호사로 오래 일할 수 있나요?**

   이 질문은 나도 항상 고민하고 있는 문제이다. 나이가 많아진다면 체력도 떨어질 것이고 눈도 침침해 질 것이다. 하지만 일을 한다는 것에 있어 결론은 언제나 개인의 체력과 열정에 달려있다. 강도 높은 업무 탓에 소진(Burnout)이 빠를 수 있지만, 경력을 쌓아 관리직이나 교육직으로 전환하면 지속 가능성이 높다. *"직업적 안정성은 어떤가?"* 인구 고령화와 의료 수요 증가로 간호사의 필요성은 계속 커지고 있으며, 전담간호사 역시 전문성 덕분에 안정적인 직업으로 평가된다. 시간이 지나 고령의 전담간호사들이 자리잡고 필드에서 경험의 중요성을 일깨워주는 순간들이 오기를 바란다.

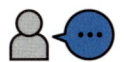 해외에서도 일할 수 있나요?

이 질문은 흥미롭다. 해외에서 간호사로서 일을 하는 것은 본인의 능력만 있으면 가능한 일이다. 자격으로만 본다면 미국이나 호주 같은 나라에서는 RN(Registered Nurse)면허와 함께 특정 분야 경력을 인정받아 전담간호사로 활동할 수 있다. 특히 수술실이나 중환자실 경험은 국제적으로도 경쟁력이 높다. 다만, 각국의 면허 취득 요건(예: NCLEX-RN, IELTS 점수 등)을 충족해야 한다. 미국과 호주, 영국, 뉴질랜드 등 해외에서는 PA가 아닌 NP라고 해서 CNS나 CNC 간호사가 있다. Clinical Nurse Specialist, 호주에서는 Clinical Nurse Consultant라고도 한다. 하지만 이런 용어는 한국에 안들어와 있어서 대부분 PA라고 한다. 해외에서는 전문적인 과정을 들어갈 때 더욱 많은 교육과 프로그램을 이수해야 자격을 취득할 수가 있다. 쉽지 않은 길이다. 더구나 간호는 긴밀하고 깊은 공감과 소통을 하는 것이 중요하기에 언어와 문화에 대한 이해가 바탕에 있어야 더욱 인정받으며 일할 수 있을 것이다.

 ### 수술실 간호사가 수술 전담간호사인가요?

수술실 간호사와 수술 전담간호사는 모두 수술실에서 일하지만 약간 다르다. 수술실에서는 수술실 간호사가 수술 진행의 핵심 역할을 맡는다. 수술 기구를 준비하고, 집도의의 요구를 예상하며, 수술이 원활하게 진행되도록 돕는다.

수술 전담간호사는 무균술, 기구 사용법, 환자 자세 조정에 대한 전문 지식이 감염 예방과 최적의 수술 결과를 위해 필수적이며 돌발적인 상황에서도 침착함을 유지해야 한다. 또한, 수술 후 환자의 상태를 면밀히 모니터링하고 통증 조절을 관리하며, 보호자에게 회복 과정과 주의사항을 교육하는 역할도 수행한다. 심장외과 같은 특정 분야에서는 그 과에 맞춘 전문 지식을 활용해 환자가 잘 회복되도록 돕는다. 이렇게 분야마다 역할이 확실히 달라서, 일반 간호사보다 진료과에 관련해서는 전문성이 더 돋보인다.

 수술 전담간호사가 하는 퍼스트 어시스트(First Assist)의 역할은 무엇인가요?

    수술실에서 퍼스트 어시스트(First Assist)의 역할 또한 매우 중요하다. 퍼스트 어시스트는 단순한 보조가 아닌, 집도의와 함께 직접 수술에 참여하는 핵심 역할을 한다. 이들은 수술 부위를 노출시키기 위해 적절한 견인(retraction)을 유지하고, 출혈을 관리하며, 봉합을 보조하거나 직접 수행하기도 한다. 또한, 수술 부위의 해부학적 구조를 숙지하여 집도의가 원활하게 수술을 진행할 수 있도록 돕는다. 퍼스트 어시스트의 숙련된 손기술과 빠른 판단력은 수술 시간이 단축되고 합병증을 줄이는 데 중요한 역할을 한다. 집도의의 실력도 중요하지만 어시스트가 원활히 수술을 도와줄 경우 수술시간이 대폭 줄어드는 큰 역할을 한다.

6. 전담간호사의 역할과 책임

01 내가 맡은 역할과 책임

'전담간호사' 처음 이 직함을 받았을 때의 감정은 아직도 생생하다. 마치 어깨에 무게감 있는 옷을 입은 듯, 단순한 간호 이상의 책임감이 내 마음을 가득채웠다. 누군가는 그냥 간호사 중 하나라고 생각할 수 있겠지만, 나는 단지 '전담'이라는 단어하나로 바뀐 역할의 무게를 하루하루 체감하며 살아간다. 내가 맡은 전담간호사로서의 역할은 단순히 환자 곁을 지키는 것에 그치지 않는다. 전담간호사가 가져야 할 것들은 생각보다 막중하고 의미있다. 많은 사람들이 직업으로서의 의료인을 선택하지만 전담간호사는 단순히 '일하는 사람'이 아니다. 단순히 일만하는 사람이라면 환자가 숨을 쉬는 순간부터 멎는 마지막 순간까지, 또는 퇴원의 순간까지 함께하는 '동반자'가 되기 어려울 것이다. 우리는 생명과 죽음의 경계에서 환자와 함께하는 동반자다. 책임은 나 자신만을 위한 것이 아니다. 위기 속에서도 환자에게 희망을 줄 수 있고, 그들의 고통을 이해하고, 그들의 회복을 위해 노력하는 것이 전담간호사의 진짜 역할이다. 환자의 생명을 돌본다는 것은 내 이기적인 경계를 허물고, 누군가를 위해 최선을 다하는 윤리적인 부분도 포함되어있다.

간호사는 '책임지라'고 강요받는 존재가 아니다. 간호사가 된 사람이 있다면 자신의 선택으로 공부를 하고 시험을 봤을 것이다. 나는 스스로 환자를 돌보는 길을 선택했다. 그 선택의 무게는 단순한 직업적 책임이 아니라, 환자의 생명과 직결된 책임으로 그 무게가 막중하다는 것을 알고 있어야 한다. 책임은 부담이 아니라, 우리의 존재를 더욱 빛나고 가치있게 만들어준다. 환자의 치료의 여정에서 동행할 수 있는 의미있는 존재가 간호사이며, '전담간호사'는 그 자체로 전문성있는 여정의 가이드라고 보면 된다. 전담간호사로서 책임을 가지고 일하는 것은 그 자체가 의미있고 가치있는 것이라 생각한다. 한 명의 인간으로서 환자를 돌보는 마음을 가질 수 있는 의미있는 선택, 이것이 전담간호사의 책임이며, 우리가 이 세상에서 갖는 의미 있는 소명이다.

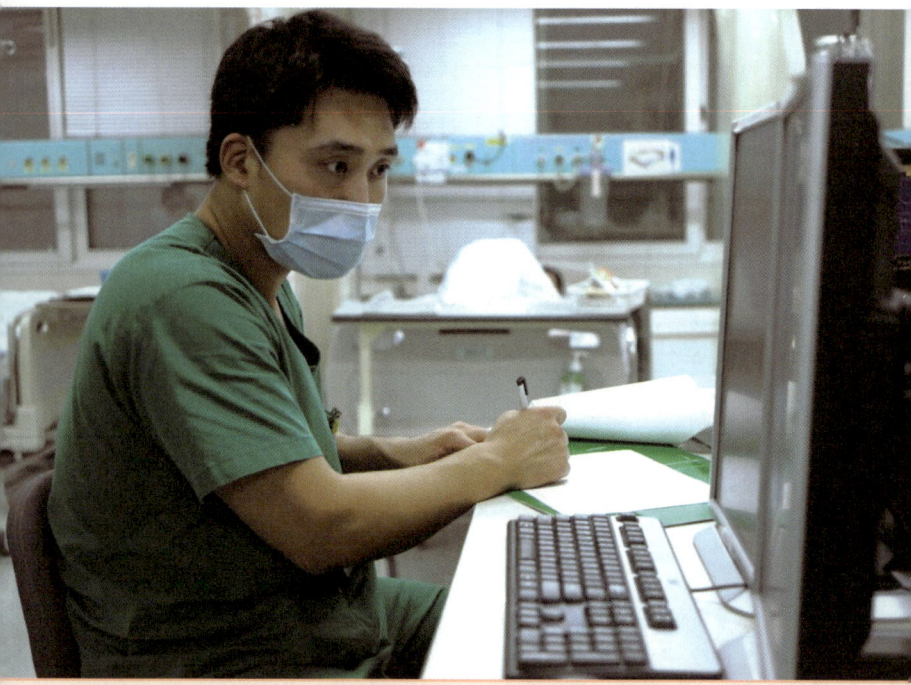

02 환자의 건강과 존엄에 대한 책임

　전담간호사로서 가장 큰 책임은 결국 '환자의 건강'이다. 오늘 내가 한 선택이, 내가 놓친 작은 신호 하나가 환자의 회복 속도를 바꾸기도 하고, 그들의 고통을 길게 만들 수도 있다. 결코 가볍지 않은 하루하루를 맞이하며 환자의 작은 한숨에도 귀를 기울인다. 환자의 신체적 데이터에도 신경쓰지만 미묘한 표정의 변화에도 마음이 바빠진다. 환자의 건강은 단순히 수치로만 확인되는 것이 아니다. 마음이 편해야 몸도 회복된다. 나는 그들의 통증 뿐 아니라 불안을 줄여주는 일에도 마음을 쏟는다.

　한번은 폐암이 뇌암으로 전이되신 젊은 여성환자분이 적극적인 치료보다는, 통증조절과 삶의 질을 선택하고 싶다고 말씀하셨다. 하지만 보호자는 완전히 다른 입장이었고, 의사 역시 보호자 쪽 의견에 무게를 두는 분위기였다. 환자 스스로 생각하고 결정할 수 있는 사고력이 있었지만, 권리를 존중받지 못하는 상황이었다. 나는 환자분의 말에 귀기울였고, 의료진 회의에서 조심스럽게 환자의 의사를 다시 전달했다. 일부에서는 '괜히 분위기를 어렵게 만든다'는 반응도 있었지만, 나는 전담간호사로서 환자의 권리가 중요하다는 걸 생각하고 있었다. 결국 환자와 보호자, 의료진이 함께 대화할 수 있는 시간을 마련했고, 의료적 견해와 치료의 과정을 조율했다. 결국, 의사의 치료 확률과 앞으로 진행될 과정을 보호자가 수긍하고, 환자 자신의 선택이 존중받는 방향으로 조정될 수 있었다.

나는 때로 환자의 권리를 지키기 위해, 불합리한 상황에 맞서 싸우기도 한다. 환자의 목소리를 대신 내야 할 때, 주저하지 않는다. 그들의 몸뿐 아니라 마음까지 보호하는 것이 내 직업의 소명이기 때문이다.

의료는 인간을 다루는 일이기에, 윤리의식과 인간 존중의 태도가 필수이다. 전담간호사로서 실천하는 말 한마디, 설명하나, 심지어 표정이나 목소리의 떨림까지도 환자의 존엄에 영향을 미친다. 치료받는 동안 정보를 정확히 전달하고, 동의없이 결정하지 않으며, 환자의 가치를 존중하는 일, 그 모든 것이 환자 건강에 관한 책임이다. 이 모든 책임을 다하고자 하는 노력이 전담간호사로서 환자 건강에 대한 예우라고 본다. 간호라는 것은 환자의 몸과 마음을 돌보는 일이기에, 나는 늘 긴장속에서 그들의 안녕을 기원한다.

03　의료인으로서의 책임

　의료인이라는 말에는 많은 것이 담겨있다. 단지 치료를 보조하는 사람이 아닌, 생명 앞에서 윤리와 책임을 지는 사람이라는 뜻이다. 전담간호사를 하며 나는 매일 생명과 가장 가까운 곳에 선다. 그만큼 나의 몸짓 하나하나가 환자의 치료와 회복에 영향을 미친다는 사실을 늘 잊지 않으려고 한다. 내가 놓친 작은 실수가 누군가에게 큰 위험이 될 수도 있다는 생각은 매 순간을 더욱 신중하게 만든다. 그만큼 철저한 책임감과 윤리의식이 요구된다.

　감정적으로 힘든 날에도, 개인적인 일이 있어도, 나는 병원이라는 공간에 들어서는 순간 의료인으로서의 태도를 갖추려 노력한다. 환자의 생명과 안전을 최우선으로 두고 전문가로서의 기준을 지켜내기 위해 노력한다. 전담간호사로서 나에게 요구되는 전문성은 단순한 기술이 아니라, 임상적 판단력, 위기대응능력, 의사소통기술, 근거기반 의료지식 모두를 포괄한다. 환자의 상태에 따라 맞춤 정보를 의료진과 공유하고 판단하며, 긴급한 상황에서는 누구보다 빠르게 개입한다. 병원에서는 늘 긴박한 순간이 찾아온다. 수술 후 갑자기 환자의 상태가 악화될 수도 있고, 수술 중 예측하지 못한 위기가 닥칠 수도 있다. 그럴 때마다 타 직종과 협업하고 스스로를 끊임없이 학습시키고 성장시켜야 한다.

전담간호사로서, 병원이라는 조직안에서, 환자라는 이름 앞에서, 의료인으로서의 태도와 원칙을 지켜나가고자 다짐해본다. 그 무게는 때론 무겁지만, 동시에 자부심이 되기에, 나는 오늘도 전담간호사의 길을 걷는다.

7. 전담간호사의 비전

01 로봇과 전담간호사

 병원에 출근해서 복도를 걷다보면 가끔 가슴에 모니터를 단 하얀색 귀여운 로봇이 돌아다니는걸 볼 수 있었다. 처음에는 그저 "별 기능도 없는 로봇을 보여주기용으로 들여왔나?" 하고 재밌고 신기하다고 생각했다. 그러나 어느순간부터였다. 수술실 한켠에서 거대한 팔처럼 움직이며 의사의 손을 대신해 정밀한 조작을 수행하는 모습을 보며 생각이 바뀌었다. 힘이 꽤나 쎈 내가 땀을 뻘뻘 흘리며 내시경을 잡고 있었는데, 이제는 로봇팔이 아무 미동도 없이 내시경을 몇 시간씩 잡아주고 있다.

 "아! 이제 간호도 기술과 함께 나아갈 시점이구나!"

 더 이상 로봇은 병원의 낯선 손님이 아니다. 점점 다양한 형태로 병원에 스며들고 있고, 그 중에서도 전담간호사가 일하는 고난도 현장에서 진가를 발휘하고 있다. 반복적인 힘든 작업, 실수를 줄여야 하는 순간, 누군가의 생명을 지키는 집중이 필요한 순간마다 '로봇'이라는 파트너와 나란히 서 있게 될지도 모른다.

 앞으로는 로봇이 간호에 있어 정확성과 안전, 보조의 범위를 확장시켜주는 의료의 파트너가 될 거라 생각한다. 현재는 약을 가져다주고 위치를 안내해주는 로봇들이 하나둘 병원에 배치되기 시작했다. 아직은 그 수가 많지 않고 시범적이지만, 환자의 불편 해소에 도움을 주고, 매우 유용하다고 얘기들을 한다. 수술실에서도 진료과마다 맞춤 로봇을 주문하고 배치하기 시작했다. 아직은 비싸고 수가 적긴 하지만 점점 최첨단으로 세상이 바뀌고 있다는 걸 실감하는 중이다.

내가 경험한 로봇수술의 장점 중 하나는 로봇은 내 몸의 연장선이라는 것이다. 사람은 필연적으로 손이나 팔이 떨리게 되는데, 로봇은 중요한 순간에 떨림없이 수술기구를 잡아주거나 정확한 위치에 이동하여 움직이지 않고 있는 것이 가능하다. 그래서 정말 조심해야 하는 부위는 로봇이 수술을 도와줄 때 안전성과 섬세함을 유지하기 좋은 것 같다. 그럼 간호사로서, 그리고 전담간호사로서 로봇과 어떤 연관이 있고 비전이 있을까?

하루에도 몇 번씩 반복되는 체위변경, 욕창 예방 패드적용, 환자이송, 때로는 엄청난 힘을 써야하는 고강도 처치에 적용할 수 있을 것 같다. 힘을 써야하는 일들은 로봇기술과 함께라면 안전하고 효율적으로 진행될 것이다. 그렇게 되면 더는 근골격계 통증에 시달리지 않고, 환자 곁에서 더 오래, 집중해서 간호할 수 있는 체력을 유지하게 될 것이다. 실제로 병원에서는 다양한 로봇을 활용중이다. 특히나 심폐소생술 로봇 같은 경우 오랜시간 가슴압박을 하는 것은 건장한 성인남성도 몇분을 채 하기 힘든데 로봇은 계속 멈추지 않는다. 뇌수술을 할 때 옆에서 무거운 기구를 잡아주는 로봇팔도 사용 중이다. 로봇이 손이 될 때, 간호사는 눈과 귀와 심장이 되어야 한다.

로봇은 정확히 움직이지만, 환자 개별상태에 따른 미세조정과 통합적 판단은 간호사의 몫일 것이다. 반복적이고 체력소모가 많은 작업은 로봇이 맡고, 판단과 케어 중심의 업무는 간호사가 맡는 하이브리드 간호 시스템도 꿈꿔볼 수 있다. 로봇은 무거운 환자를 옮기고, 반복적인 체위변경을 수행하고, 정해진 압력으로 마사지하며 욕창을 예방할 수 있을 것이다. 한치의 오차없는 정확함, 지치지않는 반복력, 그것은 로봇의 영역이다. 정확성은 로봇에게 맡기고, 공감은 간호사가 책임진다.

나는 아직은 유용하고 뛰어나지만, 로봇이 간호를 한다고 생각하진 않는다. 로봇이 움직이는 동안 나는 환자의 얼굴을 본다. 근육의 떨림, 표정의 긴장, 눈동자의 흔들림, 거기에 담긴 불안과 통증을 느끼고 해석하는 일은 간호사의 몫이다. 로봇이 간호사의 손이 되어주고 간호사의 손이 자유로워질 때, 간호사의 마음은 환자에게 더 가깝고 깊숙이 닿을 것이다.

물론 로봇이 아직은 완벽하지 않다. 개발자와 의료기기 팀은 간호현장을 잘 모르고, 불편함을 얘기해도 개선이 쉽지 않다. 전담간호사로서 로봇 개발에 참여하고 싶을 정도다. 만약 이부분에 능력있는 전담간호사가 있다면 앞으로의 로봇은 간호사가 설계에 참여하는 것은 어떨까?

아마 전담간호사로서 로봇을 경험하고 느낀 미래는 로봇이 간호의 물리적 한계를 뛰어넘는 확장성을 가졌다는 것이다. 로봇은 '움직임'을 책임지고, 간호사는 '의미'를 책임진다.

대신 로봇을 사용하여 간호에 접목하려면 로봇기반 간호 프로토콜에 관심을 가지고 로봇사용 능력에 기본 역량을 갖춰야 한다. 현재 사용하고 있는 로봇의 장단점과 기능을 알며, 장기적으로 로봇을 평가할 수 있는 리더쉽을 가져야 할 것이다.

> * 로봇의 사용법만이 아닌 작동원리, 한계, 오류발생 가능성까지 파악해야 진짜 전문가다. 간단한 오류나 응급상황 시 대처할 수 있는 기본지식도 필수이다. 내가 기술을 이해하지 못하면, 기술은 간호를 이해하지 못한다.

02 AI와 전담간호사

의료는 지금 거대한 전환점에 서 있다. 내가 처음 간호사를 시작할 때는 손으로 수기차트를 적었다. 하지만 어느 순간 전자차트가 종이를 대체한 것처럼, AI가 간호사의 직관과 판단에 새로운 차원을 더하고 있다. 의사와 간호사는 환자의 상태나 상황에 따라 경험과 직관으로 감지하고 대응해왔다. 그래서 높은 연차의 선생님들과 의사들의 경험에 많은 존경과 의존을 하는 것이 지금까지 의료의 특징 중 하나였다. 하지만 모든 것이 전자화 되고 점점 데이터가 쌓이며 그 경험과 직관, 그리고 예감들을 수치로 입증하고 근거로 변화하는 전환점이 도래했다고 생각한다.

AI는 실시간으로 수백 개의 데이터를 분석하고 Vital Sign, 검사결과, 약물이력, EMR 메모까지 환자에 대한 모든 정보를 학습하고 잊지 않는다. 무섭도록 또렷한 기억력과 빅데이터로 환자의 상태를 파악하고 '예측'의 확률까지 점점 정확해 질 것이다. 그러면 전담간호사는 그 정보를 토대로 상황을 재평가하고, 빠르게 선제적 대응을 준비하며 의사와 협력할 수 있을 것이다.

AI는 24시간 환자를 관찰하며 간호사는 판단의 깊이를 더할 것이다. 이 협업의 구조는 간호의 질을 높이고, 돌봄의 사각지대를 줄이며 효율적인 인력구성을 가질 것이다. 하지만 기술만으로 환자의 감정을 돌보거나 불안을 진정시키긴 어려울 것이다. 숫자로 표현되지 않는 통증이나, 수술실 앞에 대기할 때의 긴장과 두려움은 간호사의 감각과 공감력이 아니면 절대 발견할 수 없을 것이다. 그래서 우린 간호는 사람의 일이라는 것을 알고 이 부분을 놓쳐선 안 될 것이다.

AI가 발전하고 의료에 도입될수록 앞으로의 전담간호사는 단순한 임상실무자가 아닌 환자와 의사 사이의 중요한 조율자가 될 것이다. AI나 로봇이 할 수 없는 수많은 처치와 판단은 전담간호사 같은 핵심인력으로 업무의 중요성이 높아지고 범위가 확장 될 수 있을 것이다. 나는 기술은 계속 발전하지만 그 기술을 사용하는 사람은 일부라고 생각한다. 전담간호사로서, 아니 그 이전에 간호사로서 새로운 시대에 맞게 발전하고 적응하려면 AI를 간호현장에 어떻게 녹일 수 있는지 고민해야한다. 기술은 목적이 아니라 수단이고, 그 수단을 현장에 맞게 디자인 할 수 있는 사람이 간호사다.

어떤 사람은 AI와 로봇이 우리의 일자리를 위협하는 존재가 될 거라고 생각할지도 모른다. 미래는 알 수 없다. 정말 획기적으로 의사나 간호사를 대채할 수 있는 AI와 로봇의 합체가 일어날 수도 있다. 그러나 나는 우리가 로봇이나 기계와 경쟁하는 존재가 아니라고 생각한다. 간호사는 언제나 사람을 향한 직업이고, AI는 그 길을 더 멀리, 더 깊게 안내하는 도구일 뿐이다. 진짜 간호는 환자 곁에 머무르는 것이다. AI는 간호사가 환자 곁에 조금 더 오래, 더 정확히 머무를 수 있게 도와줄 것이라 본다.

* 전담간호사로서 더 '고수'가 되기 위해서는 AI의 적극적인 활용도 중요하지만, 너무 의존하면 안된다. 모르는 부분에 대한 호기심과 탐구가 중요하다. AI는 데이터를 이해하고 간호사는 사람을 이해한다. AI가 수치를 말하고 위험을 예측할 때, 간호사는 고통을 공감하고 환자 옆에 먼저 서 있어야 한다.

03 전담간호사의 미래

의료 기술의 발전과 환자 안전에 대한 관심이 높아지면서, 전담간호사의 역할은 더욱 전문적이고 중요해지고 있다. 전담간호사는 단순히 수술실에서 의료진을 돕는 역할을 넘어, 환자의 안전과 회복을 책임지는 중추적인 존재로 자리 잡아야 한다. 그렇다면, 미래의 전담간호사는 어떤 방향으로 나아가야 할까?

첫째, 환자 중심의 의료 환경을 조성하는 리더로 성장해야 한다. 병원은 단순한 치료 공간이 아니다. 환자의 삶과 건강을 최우선으로 하는 곳이며, 전담간호사는 이를 실현하는 데 핵심적인 역할을 한다. 환자의 목소리를 대변하고, 최적의 치료 환경을 조성하며, 의료진 간의 조율을 통해 보다 원활한 진료가 이루어지도록 하는 것이 우리의 중요한 임무다. 전담간호사로서 소통이 되는 의료현장, 치료의 과정이 매끄럽게 진행되도록 중간에서 연결해주는 이음새가 되어 보다 원활한 의료환경이 되도록 역할을 해내야 한다.

둘째, 전문성을 강화하여 각 분야에서 특화된 전담간호사로 자리 잡아야 한다. 병동이면 병동, 중환자실이면 중환자실, 수술실이면 수술 분야별 특화된 전담간호사로 자리매김해야 한다. 단순한 수술 보조를 넘어 특정 수술에 대한 깊이 있는 이해를 갖추고, 효과적인 간호 전략을 개발하며, 의료진과 협력하여 보다 안전하고 효율적인 의료 환경을 조성해야 한다. 이렇게 되면 전담간호사는 단순한 보조자가 아닌, 의료팀 내에서 핵심적인 인력으로 인정받을 것이다.

셋째, 환자 안전과 의료 향상을 위한 연구와 교육에 기여하는 것도 전담간호사로서 미래를 개척할 수 있는 한 방법이 될 수 있다. 후배 간호사들을 위한 교육을 담당하고, 의료진과 협력하여 환자 안전 프로토콜을 개선하는 것도 미래 전담간호사의 중요한 역할이 될 수 있다. 의료 환경은 끊임없이 변화하고 있으며, 이를 반영한 지속적인 연구와 개선은 이제 선택이 아닌 필수다. 전담간호사가 환자안전과 의료 향상 관련된 연구와 교육의 주체가 될 때, 환자들은 더 나은 치료를 받을 수 있을 것이다.

넷째, 국제적인 의료 기준에 맞춰 글로벌 역량을 키워야 한다. 의료 기술과 환자 관리 방식은 전 세계적으로 발전하고 있으며, 이를 배우고 적용하는 것은 필수적인 요소다. 현실적으로는 어렵지만 기회가 된다면 선진 의료 시스템을 경험하고, 국제 학회 및 네트워크를 통해 최신 트렌드를 반영하는 것은 전담간호사가 더욱 발전할 수 있는 길이다. 꼭 세계가 아닌 국내 학회에 참여하여 최신 정보를 습득하는 것도 전담간호사로서 역량을 키우기 좋다. 국내, 그리고 국경을 넘는 의료 협력과 교류는 보다 나은 간호 환경을 만들어가는 데 기여할 것이다.

* 전담간호사는 단순한 직업이 아니다. 이는 생명과 인간에 대한 깊은 헌신을 바탕으로 한 소명이다. 환자의 치료와 회복을 최우선으로 삼고, 전담 팀을 이끌며, 더 나은 의료 환경을 조성하는 전담간호사의 역할은 앞으로 더욱 중요해질 것이다. 기술과 인간적인 돌봄이 조화를 이루는 미래 의료에서, 전담간호사는 환자에게 희망과 안정감을 주는 존재로 계속해서 성장해 나갈 것이라 기대한다.

8. 전담간호사 외전 에피소드

01 간호사라는 직업의 보람과 기쁨

'화장실도 못갈 정도로 바쁜 간호사'는 누구나 알 정도로 업무에 치이는 많은 동료 간호사들을 볼 수 있다. 병원에 있으면 알겠지만 간호사가 아닌 다른 부서의 직원들은 왜인지 여유로워보인다. 그리고 그들을 보다보면 전담간호사도 바쁘지만 '아주 잠깐의 물한잔' 마실 정도의 여유는 되는거 같다는게 장점같다. 세상에 물한잔 마실 수 있는 것이 장점이라고 말 못하는 현실이 요즘 유행어처럼 웃프기만 하다. 하지만 이러한 조건 속에서도 나의 움직임 하나하나가 환자에게 도움이 되는 보람된 직업이기도 하다. 소소한 즐거움이 있다면 더 큰 즐거움도 찾아낼 수 있다. 물론 그 즐거움을 찾는 것은 각자의 몫이니 보물찾기 하는 것처럼 일을 하면서 찾아내다보면 내가 찾지 못한 각자의 즐거움을 더 찾아낼 수 있을 것이다.

내가 SICU에 근무했을 때, 다들 나보다 작고 여리여리한 여자 선생님들이었고, 나만이 유일한 남자였다. 체격이 크고 체력이 좋은 남자인 내가 하기에도 너무나 힘든 일정과 환자를 보는 노동의 고됨, 그리고 미래가 보이지 않는 반복적인 업무는 매번 퇴사의 충동을 느끼게 했다. 물론 충동과는 별개로 점점 다양한 문제를 가진 환자에 맞춰 공부해가며 어려운 질환들을 치료하는데 업그레이드 되는 다양한 미션들을 수행해야 했다. 나중에는 너무 힘들어서 견딜 수 없게되자

김은아 수간호사 선생님께 면담을 요청해서 물어보았다. "어떻게 이 일을 계속 할 수가 있나요?" 수선생님은 자신도 처음에는 이 일에 대한 회의가 많이 들었다고 했다. "젊었을 적 자신의 주변에는 아픈사람이 없어서 몰랐지만, 시간이 지나고 보니 자신이 주변 사람들에게 해줄 수 있는게 많다는 걸 알게되었고, 너도 이 일을 계속하면 나중에 분명히 사람들에게 도움을 주고 너도 보람을 찾게 될 거다"라며 나를 격려해 주셨다. 간호사를 늦게 시작해서 그런지 10년차가 넘어가자 주변에 건강이 안좋아진 친구들이 하나둘씩 생겼고, 친구들의 가족들도 아프고 세상을 떠나신 분들이 점점 잦아졌다. 시간이 지나면서 내 지식과 능력은 올라갔고, 내가 도와줄 수 있는 영역은 넓어졌다. 지금은 아직 내 업의 초보를 갓 벗어난 10년차지만 20년차, 30년 차가 되면 더욱 많은 일들에서 도움을 줄 수 있지 않을까? 생각이 든다. 수선생님의 말씀은 아직 다 알 수 없고, 나만의 길에서 보람과 이 직업의 가치를 느낄 수 있을 것이다. 지금으로서는 다행히 간호사로서의 역할을 잘 수행하며 환자에게 신뢰와 안심을 주려고 노력중이다. 함께 일하는 팀원들에겐 내 몫을 다하는 든든한 조력자가 되도록 노력하고 있다.

간호사라는 직업은 단순히 환자만을 돌보고 주사기에 약을 주는 것만이 아니다. 의료계 종사자가 아닌 분들은 잘 모를 수 밖에 없어 간호사들은 대부분 평가절하 당하고 있지만. 스스로도 단순히 직업을 넘어 사람으로서의 중요한 삶의 가치를 실현하는 직업이라는 것을 알고 있어야 한다. 환자에게 가장 가까운 사람은 간호사이기에 그들의 고통과 불안에 공감하고 지지하며 긴박한 순간에 환자에게 긍정적인 영향을 미칠 수 있는 제일 중요한 키맨이다.

02 내리업무, 대리업무

수술이 끝나고 긴장이 풀릴 즈음, 교수님이 조용히 입을 열었다.

"오늘 수술 영상, 외장하드에 복사해서 원내 프로그램에 올려두세요."

곧바로 레지던트가 선명한 목소리로 대답했다.

"알겠습니다! 바로 처리하겠습니다!"

그 모습을 본 나는, '아, 이 친구 진짜 성실하구나!'라고 잠시 감탄했다.

그런데 교수님이 나가자마자, 상황은 전혀 다른 방향으로 흘러갔다.

레지던트는 눈길을 돌려 전담간호사를 바라보더니 태연하게 말했다.

"수술 영상 외장하드에 복사하고, 원내 프로그램에 올려주세요."

그리고는 아무 일 없었다는 듯 유유히 사라졌다.

전담간호사인 나는 잠시 어이없다는 표정을 지었다가, 이내 어깨를 으쓱하며 조용히 컴퓨터 앞으로 향했다.

'역시, 의료계의 진짜 히어로는 따로 있는 법이지.'

나는 그날, "알겠습니다!"라는 대답이 꼭 행동을 약속하는 건 아니라는 교훈을 얻었다.

이런 에피소드를 생각해보니 요즘은 옛날보다 자신의 일을 전가하는 의사들이 많아진거 같이 느껴진다. 전부는 아니지만 종종 옛날의 투철한 사명감과 숭고한 헌신보다는 하나의 직업으로 일을 대하는 사람들이 많아진 것 같다.

  물론 반대의 경우도 있다. 간호사로서 한시바삐 일을 마치고 환자의 부담을 덜어주고 싶은 마음에서 오히려 더 업무를 대신 해주는 경우도 있다. 하지만 요즘 신규 간호사샘들을 보면 마찬가지로 자기주장을 확실히 하며 공과 사, 업무의 구분을 확실히 주장하는 사람들도 많아졌다. 이건 내가 할 일이 아니라고 딱 잘라 말하는 신규 선생님들, 그리고 해줄 법도 한데 도와주려고 하지 않는 '너는 너, 나는 나'의 개인주의 간호사들도 많아지고 있다. 무언가 바람직하지 않은 부분과 바람직한 부분이 함께 발전해 나가는거 같은 이상한 느낌이 든다.

  군대에서는 위계급이 아래 계급을 혼내면, 아래계급도 또 아래를 혼내는 '내리 갈굼'이라는 것이 있다. 일을 시켜도 위계급이 아래 계급에게 일을 시키는 '내리 업무'도 있다. 그리고 사회에서는 사장이 부장한테 일을 시키면 부장이 과장에게, 과장이 대리에게, 대리가 사원에게, 사원이 인턴에게 일을 시키는 '대리업무'가 있다. 결국 실제 업무는 가장 아랫사람이 가장 깊이 관여하고 가장 많이 알고, 가장 늦게 인정받는다. 즉, 책임은 위로, 일은 아래로 흐르는 구조 속에서 권한은 갖지 못한 채 책임과 실무만 맡는 하위 직급자들이 탄생한다. 아쉽지만 현실에서 일하다보니 효율과 권한을 빌미로 구조적 업무 전가가 점점 당연해지는 것 같다. 하지만 이 문제는 균형 속에서 해결책을 찾을 수 있으리라 생각한다.

조직은 사람으로 이루어지고, 사람은 관계속에서 자라난다. 모두가 '내 일'만 지키려고 하면, 공동체는 점점 모래처럼 흩어지고, 모두가 '남의 일'까지 떠맡기 시작하면, 개인은 서서히 무너질 것이다. 진짜 건강한 조직은 자기 역할이 분명하되, 필요할 때는 기꺼이 손을 내밀 수 있는 유연함을 가진 곳이다. 책임과 권한, 존중과 배려, 인정과 보상이 균형을 이루는 곳이다. 아직은 전담간호사로 갈 길이 멀지만 내리갈굼이나 대리업무가 아닌, 연결과 협력으로 이어진 새로운 구조를 만들어 가야 할 시간 위에 서 있다. 지금은 어색한 과도기를 지나고 있지만, 불편한 진통 속에서 변화의 싹이 자라 전담간호사로서의 건강한 위치를 찾게 될 것이라 생각한다.

03 전담간호사와 의사, 친구이자 동료로서

나는 의사가 된 친구가 있다. 의사 친구와의 관계는 나에게 오랫동안 큰 의미가 있었다. 직업을 가지기 전, 우리는 단순히 같은 꿈을 꾸며 학업과 삶을 이야기하는 친구들이었다. 함께 시험을 준비하고, 치열한 경쟁 속에서도 서로를 응원하며 "나중에 함께 일하자"는 약속을 나눴다. 하지만 각자가 직업을 갖게 된 후, 우리의 관계는 미묘하게 변하기 시작했다.

"우리는 그대로인데, 왜 대화는 다르게 느껴질까?"

처음에는 내 자신이 달라졌다고 생각했다. 하지만 대화가 반복될수록 깨닫게 된 건, 의사와 간호사의 관계는 단순한 개인적인 친분을 넘어 직업적 역할로도 연결된다는 사실이었다. 우리가 이야기하는 주제가 환자 사례든, 병원 시스템이든, 심지어는 단순한 일상 이야기일지라도 그 안에는 직업적 관점과 경험의 차이가 자연스럽게 스며들었다.

예를 들어, 친구는 수술 후 환자의 예후를 설명하며 큰 그림을 그렸지만, 나는 그 환자의 일상적인 관리와 심리적 안정에 대해 걱정했다. 같은 환자를 두고도 각자가 바라보는 시선은 달랐고, 그 차이는 때로는 공감을, 때로는 의견 충돌을 낳았다. 나는 간호사의 입장에서 의사에게 이해안되는 부분을 얘기하고, 친구는 의사의 입장에서 바라보며 얘기를 나누는게 점차 일반적으로 되어갔다.

의사와 간호사의 관계는 오랜 역사를 가진 만큼, 그 안에 자리 잡은 사회적 구조와 역할의 차이가 존재한다. 의료 현장에서 의사는 리더의 역할을 맡고, 간호사는 세밀한 부분을 책임지는 파트너로 협력한다. 하지만 이런 관계가 직업 밖에서도 이어질 때, 친구로서의 관계는 조금 복잡해졌다.

특히, 현장에서 함께 일하게 되면 상황은 더 미묘해졌다. 환자의 상태를 두고 의견이 갈릴 때, 나는 친구인 그를 설득해야 할지, 아니면 동료로서 그의 판단을 따라야 할지 혼란스러울 때가 있었다.

그렇다고 우리의 관계가 나빠진 것은 아니었다. 오히려 나는 이 변화 속에서 새로운 깨달음을 얻었다. 의사 친구들과의 대화에서 나는 종종 이렇게 스스로에게 묻곤 한다.

"우리는 친구이면서도 동료로서 어디까지 경계를 지켜야 할까?"

친구로서의 친밀함과 동료로서의 전문성을 조화롭게 유지하는 것은 쉽지 않았지만, 나는 이 관계가 의사와 간호사 모두에게 배움의 기회라고 생각했다.

의사가 환자의 큰 그림을 그리며 방향성을 제시한다면, 간호사는 환자의 작은 변화와 심리를 관찰하며 그 방향을 세밀하게 채운다. 서로의 시선이 다르기에, 우리는 서로에게 배울 수 있었다.

의사는 간호사를 통해 환자의 상태를 더 섬세하게 이해하고, 간호사는 의사로부터 치료 계획의 큰 그림을 배운다.

중요한 것은 서로의 의견을 존중하고, 대화 속에서 직업적 관점을 자연스럽게 녹여내는 것이다.

결국, 나는 의사 친구들과의 관계를 이렇게 정의하게 되었다.

"우리는 친구이면서도, 서로 다른 시각을 가진 전문가로서 존중하는 관계다."

우리는 직업적 차이를 뛰어넘어 인간적인 유대감을 유지하려 노력했고, 서로를 더 깊이 이해하기 위해 끊임없이 대화했다. 이러한 노력 덕분에 나는 더 나은 간호사가 될 수 있었고, 그들도 간호사의 역할을 더 넓게 이해하게 되었다고 믿는다.

04 이 이야기를 책에 담는 이유

나는 이 이야기를 통해, 의사와 간호사가 단순히 역할에 따라 움직이는 사람들이 아니라, 서로를 통해 성장하고 배우는 동료라는 사실을 독자들에게 전하고 싶다.

의료 현장에서의 긴장감 넘치는 순간뿐만 아니라, 서로의 관점을 공유하며 인간적으로 교감하는 과정을 보여줌으로써 의사와 간호사의 관계를 좀 더 생생하게 전달하고 싶다. 나의 경험이 누군가에게 작은 영감이 되고, 더 나은 협력과 관계를 만드는 데 도움이 되길 바란다.

의사와 간호사, 그 안에서도 우리는 결국 같은 목표를 향해가는 '동료'라는 것을 기억하며.

05　욕하는 의사는 있어도 욕하는 간호사는 없다

 병원에 가본 사람이라면 한 번쯤 들어봤을 것이다. "이걸 대체 왜 이렇게 해놨어요?" *"지금 장난합니까?"* 라며 목소리를 높이는 의사의 외침을. 하지만 간호사가 거친 말을 내뱉는 장면은 좀처럼 떠올리기 어렵다. 왜일까? 병원의 긴박한 공기 속에서 간호사는 누구보다 많은 것을 감당하지만, 욕할 권리조차 박탈당한 존재처럼 보일 때가 있다.

 간호사는 병원의 최전선에 선다. 환자가 들어오면 가장 먼저 맞이하고, 보호자의 질문 공세를 받으며, 때로는 의사의 짜증까지 한꺼번에 떠안는다. 다들 모른다. 웃으며 환자의 상태를 체크하는 그 손길이, 방금 전 동료와 뒤에서 나눈 "오늘은 언제 끝날까?"라는 한숨의 연장선이라는 걸. "아무것도 아닌 일에 왜 이렇게 신경 써야 해?"라는 말이 목구멍까지 올라왔다가도, 환자의 얼굴을 보면 삼켜버린다.

 그런데 의사들은 다르다. 무언가 마음에 안 들면 큰 소리로 불만을 터뜨린다. 물론 그만큼의 책임을 지고 있기에 가능한 행동이겠지만, 간호사가 듣는 입장에서는 마치 폭풍 같은 순간이다. 하지만 간호사가 그 폭풍에 대처하는 방법은 다르다. 큰 소리로 맞서기보다는 조용히 문제를 해결하려 노력한다. 왜냐하면 환자가 듣고 있기 때문이다.

"환자 앞에서는 프로다워야 한다"는 묘한 직업 윤리가 있다. 그래서 힘든 상황에서도 간호사는 오히려 더 친절해진다. "아니요, 괜찮습니다. 조금만 기다려 주세요." 이 말이 습관처럼 나온다. 하지만 아무리 프로라 해도 사람인데, 마음속에서는 종종 혼잣말이 튀어나온다. "대체 내가 뭘 잘못했는데 이러는 거야?" "왜 말을 불쾌하게 해? 좋게 말할 수 있잖아?" 그러나 간호사로서의 책임감은 그런 소리를 현실로 내뱉게 두지 않는다.

물론 간호사도 화를 낸다. 다만 그것은 환자나 보호자, 동료를 향하지 않는다. 자신만의 작은 공간에서, 때로는 동료들과 속닥거리며, 조용히 스트레스를 푼다. 퇴근 후 친구들과의 한 잔 자리에서 "오늘 진짜 어이없었잖아!"라며 터져 나오는 웃음 속에는 온갖 설움이 녹아 있다.

그렇다고 간호사가 무조건 얌전한 사람들만 있는 건 아니다. 간호사도 사람이고, 직업의 특성상 누구보다 강인한 멘탈을 가진 사람들이다. 하지만 그 강함은 남들에게 불쾌감을 주기 위한 것이 아니라, 오히려 남들을 편안하게 하기 위한 것이다. 간호사는 자신의 고통을 감추고, 환자를 위해 헌신하며, 그 와중에도 환자의 가족에게 따뜻하게 말을 건넨다. 그게 간호사의 방식이다.

뛰어난 의사는 귀한 존재이고 환자에게 축복이다. 하지만 결국 옆에서 크고 작든, 마음에 들든 안들든 도우려하는 팀원들이 있다. 전체적으로 팀의 효율을 극대화하는 긍정적인 방향이 좋지, 욕을하고 긴장을 유발해서 동료들이 제 실력을 발휘하지 못 한다면 그건 오히려 환자에게 악영향이 아닌가?

결국 욕하는 의사는 있지만, 욕하는 간호사는 없다. 이것은 단순히 관찰이 아니라 병원의 구조적인 특성을 반영한 현실이다. 간호사는 병원의 마지막 방어선이다. 욕 대신 미소를, 화 대신 침착함을 선택한다. 이런 선택이 반복될수록 간호사의 마음속엔 작은 바람이 생긴다. "나도 언젠가 마음껏 욕할 수 있는 날이 올까?" 하지만 그 바람도 오래가지 못한다. 내일 또다시 환자를 위해 준비해야 하기 때문이다.

   그러니 병원에서 욕설이 들릴 때, 한 가지를 기억하자. 그 뒤엔 묵묵히 환자를 위해 일하는, 욕 대신 손길을 내미는 간호사가 있다는 사실을. 그리고 그 간호사가 오늘도 참아가며 만들어가는 조용한 헌신의 힘을 잊지 말자.

9. 전담간호사의 딜레마

01 의사들의 무리한 요구

　보통의 전담간호사는 부서이동이 없이 맡은바 업무를 매일하기에 숙련도가 높다. 이에 반해 전공의는 매번 바뀌는데 이에따라 업무의 숙련도에서 차이가 발생한다. 전담간호사의 일을 전담간호사가 잘한다는 것은 중요한 일인데, 그에따라 의사들의 요구도가 높아져 결국엔 레지던트의 업무까지 맡아서 해주기를 바란다. 의사들은 전담간호사에게 점점 많은 업무를 넘기고 자리를 떠난다. 사소한 업무라고는 해도 모이다보면 어느새 사소함을 넘어 무리가 되고 부담이 된다.

　의사ID를 공유하며 혼자서 처방을 내고 배액관을 몸속에 넣고 수술이 끝나면 혼자서 봉합을 한다. 간호사의 업무지침은 현실에서 구조적 문제로 지켜지기 힘들다. *"이거 하나만 해주면 되잖아"* 라는 말로 업무는 하나 둘 늘어간다.

　전담간호사는 합법과 불법의 경계에서 매번 불안해 하지만 환자를 위해, 그리고 의사와의 관계가 지속되는 구조 속에서 어려워한다. "혹시라도 나의 잘못으로 환자가 잘못되면 어쩌지?", "내 업무가 아닌데 점점 왜 나한테 맡기는거야?"라는 불안과 스트레스가 쌓일 것이다. 하지만 사고가 발생하면 전담간호사는 책임을 질 수가 없다. 의사의 지시로 수술동의서에 싸인을 받았음에도 다시한번 의사가 확인 후

싸인하지 않는다면 그 누구도 보호해주지 못한다. 따라서 전담간호사는 자신의 업무도 낄데끼고 빠질 때 빠져야 할줄 알아야 한다. 의사파업이후 이제야 간호법이 제정되고 PA시범사업과 활성화 정책들이 나오고 있지만 아직까지는 엇박자를 내고 있다. 정책이 현실의 상황에 아직은 따라오지 못하고 있는 실정이다.

02 근무형태

 '5명으로 365일 3교대? 가능해요?' 후배들이 목소리를 높인다. 간호부는 3교대 운영을 하라고 했지만, 인력은 5명뿐이었다. 그것도 수요일과 금요일은 인터벤션 근무자가 한명 더 필요해서 수요일과 금요일은 2명씩 근무자가 배치되어야 한다. 현실적으로는 최소 6~7명이 필요했지만, 병원은 "어떻게든 돌아가게 하라"고만 했다. 진료과는 5명에서 365일 24시간 근무를 원하고 간호부는 3교대 근무형태를 유지하라고 한다. 국가에서는 근무시간이 주 52시간이 넘어가지 않도록 법을 정했다. "우리는 이미 정규시간 외에도 남아서 일하는 오버타임이 많은데 5명에서 3교대를 어떻게 돌아가지?" 힘겹게 고민하던 중 남은 시간대는 결국 온콜근무로 메꿔졌다. 근무 시간이 끝난 후에도 대기해야 하는 근무 방식이었다. 집에서 쉬고 있어도 호출이 오면 다시 출근해야 했다. 병원에서도 원내와 원외 모두 지속적으로 지원자를 뽑았지만, 우리부서에는 아무도 지원하지 않았다. 그리고 365일이 근무자가 채워지자 점점 우리의 '무리'와 '희생'은 조용히 묻혀져 갔다.

 "선배 저희 너무 힘들어요. 솔직히 아무도 우리부서를 지원하려고 안해요. 우리만 고생하는 거 같아요. 그만두고 싶어요"

 선배로서 너무 미안하고 속이 타들어 갔지만, 내색할 수는 없었다. 내가 할 수 있는 건 격려하며 함께 일하는 것 뿐이었다.

'퇴근이 없네...'

퇴근은 이제 의미가 없었다. 나와 동료들은 집에 가도 긴장을 늦출 수 없었다. 언제 전화가 올지 몰랐고, 실제로도 심야 호출은 흔했다. 퇴근 후에도 병원에서 대기해야 하는 날도 많았고, 불려왔다 수술이 취소되면 아무런 보상도 받지 못하고 집으로 향했다. 개인 생활이란 것은 사라졌고, 집에서도 늘 긴장된 상태로 살아야 했다. 이 상황을, 어떻게 해결해야 할까?

우리들은 계속해서 인력을 요청 하지만 병원은 여전히 묵묵부답이었다. 그리고 지금도, 우리는 여전히 3교대를 하며 추가적인 온콜 근무를 하는 중이다. 이야기는 아직 끝나지 않았다.

전담간호사의 초창기 시절에는 나의 선배 혼자서 365일 온콜을 했던 시절이 있었다고 한다. 내가 전담간호사가 되고 둘이서 365일을 나눠 근무했었다. 과거보다야 나아진 상황이지만 시간은 흐르고 피로는 쌓이기에 몸은 예전같지 않다. 그것을 알기에 후배들에게 무리하지 말라고 말해주고 싶어진다. 나도 그랬듯, 누군가는 책임감을 이유로 스스로를 몰아붙이게 마련이니까. 하지만 이 일은 오래버티는 것이 중요하다. 잠깐의 열정보다 꾸준한 체력과 마음가짐이 더 큰 힘이 된다. 그래서 후배들에게 종종 이렇게 말하곤 한다. "쉬어도 괜찮아. 우리는 쉴 수 있을 때 쉬어야 해, 그래야 오래할 수 있어"

그 말이, 언젠가 그들에게 버팀목이 되길 바라면서.

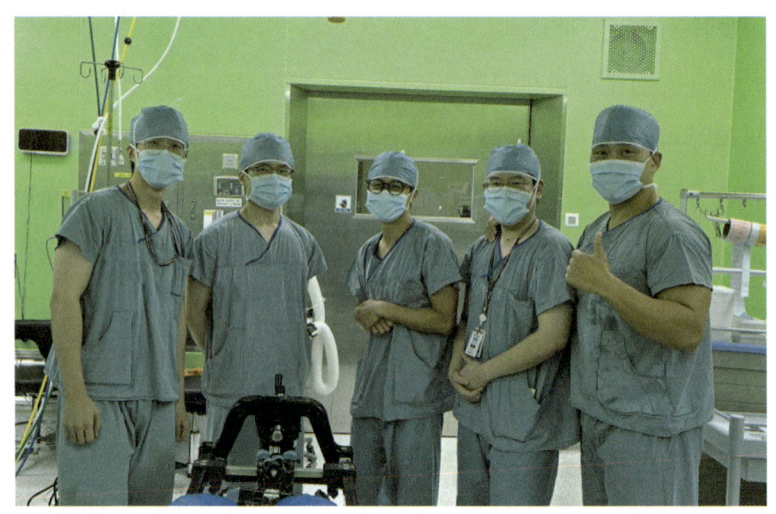

바쁜 와중에 팀원이 모여 찍은 유일한 사진이다.
사람들은 팀원이고 동료라 말하지만, 나에겐 함께 고군분투하는 '전우'다.

03 환자와 보호자의 과도한 기대

"왜 제 가족 수술이 이렇게 됐는지 설명해 보세요!" 가끔 결정권이 없음에도 불구하고 환자와 보호자로부터 비난을 받는 상황을 심심치않게 볼 수 있다. 전담간호사는 의사와 환자 사이의 중간 역할을 수행하며, 환자와 보호자에게 직접적으로 소통하는 경우가 많다. 환자들은 전담간호사를 '의사와 다름없는 전문가'로 인식하고, 때로는 의사가 해야 할 결정(예: 수술 후 합병증에 대한 설명, 치료 방향 설정)에 대해서도 전담간호사에게 묻곤 한다. 그러나 전담간호사는 의사의 지시에 따라 움직이는 위치에 있기 때문에 함부로 대답기도 어렵기에 감정적인 부담을 받게된다. 함께 일은 했지만 책임질수 없는 영역과 결과에 죄책감을 느낄 때도 있다. 그래서 항상 의사가 아닌 전담간호사라는 걸 미리 알려주고 관계를 형성해야 한다.

04 동료 간호사와의 갈등과 역할 혼선

 일반 간호사와 전담간호사는 역할이 다르지만, 병원 내에서 이 경계가 모호할 때가 많다. 일반 간호사들은 전담간호사가 "의사 업무를 대신한다"는 이유로 자신들의 업무 부담이 늘어난다고 불만을 가질 수 있고, 반대로 전담간호사는 "나는 의사의 지시에 따라 움직이는 건데 왜 나한테 화를 내?"라는 억울함을 느낄 때도 있다. 예를 들어, 수술실에서 전담간호사가 의사의 지시에 따라 봉합을 하고 있을 때, 일반 간호사는 수술기구 관리를 못하고 어시스트가 하는 역할을 떠맡을 때가 있다. 이 과정에서 "너는 의사 일 돕느라 바빠서 우리 일은 안 보이냐?"는 불만이 터져 나올 수 있다. 이런 갈등은 팀워크에 균열을 만들고, 전담간호사에게 고립감을 안겨준다. 사실 우리는 누구의 편이라기보다 환자의 편이 아닌가 생각이 들 때가 많다.

 '긴장과 갈등이 감도는 직원들에게 치료 받는 환자, 그리고 격려와 존중, 협동이 잘되는 직원들에게 치료 받는 환자는 어떻게 다를지 연구가 필요하지 않을까?'

05 전문성 인정 부족과 낮은 보상

 전담간호사는 높은 숙련도와 전문성을 요구받지만, 그에 비해 직업적 인정이나 보상이 부족한 경우가 많다. 그 이유 중 하나는 수가 체계의 미비로 인해 간호사들이 수행하는 다양한 업무가 정당하게 보상받지 못한다는 점이다. 간호사의 업무는 병원의 전반적인 운영에 필수적이다. 의사들은 전담간호사의 도움 없이는 업무가 돌아가지 않는다는 것을 알면서도, 공식적으로 전담간호사의 처우개선에 적극적으로 힘써주지 못한다. 전담간호사의 업무는 병원의 수익과 직접적으로 연결될 수 있음에도 불구하고, 대부분의 간호업무가 수가체계에서 제외되어있다. 수가가 반영되지 않기 때문에 그들의 기여가 평가절하되고, 이로 인해 전담간호사들의 노동 강도는 높아지고 있지만 전문성 인정과 그에따른 보상은 제대로 이루어지고있지 않다. 만약 전담간호사의 업무가 적절히 수가화된다면, '병원 수익 구조 개선뿐만 아니라 간호사들의 처우와 급여 또한 상승할 수 있을텐데' 참으로 안타까운 현실이다. 그리고 보상과 별개로 "간호사"라는 타이틀 아래 묶여 있어 의료진으로서의 권한이나 대우, 인정을 받지 못하는 부분도 존재한다. 예를 들어, 전담간호사가 밤늦게까지 수술 보조를 하거나 환자의 치료정보를 정리하고, 처방 입력을 도운 뒤에도, 의사나 병원 경영진은 이를 "당연한 일"로 치부하며 추가 수당이나 공식적인 인정 없이 넘어가는 경우가 허다하다. "내가 이렇게까지 했는데 이건 누구를 위한 거지? 내 일이 맞나?"라는 자괴감이 쌓이며, 장기적으로 번아웃으로 이어진 경우도 많이 봤다.

06 법적 책임의 회색지대

전담간호사는 의사의 지시에 따라 움직이지만, 그 지시가 법적으로 문제가 될 경우 보호받지 못하는 상황에 처할 수 있다. 예를 들어, 의사가 전담간호사에게 "내 ID로 처방 입력해 줘"라고 지시했을 때, 이는 엄연히 불법이다. 하지만 현실에서는 이런 관행이 급한 상황에 필요에 의해서, 또는 암묵적으로 이루어지고 있다. '상처를 봉합해줘'라는 말에 상처를 봉합했는데 갑자기 상처가 안좋아지는 경우 전담간호사의 탓이 될 수도 있다. 문제가 생기면 전담간호사가 "의사의 지시를 따랐다"고 주장해도 법적 책임에서 자유롭지 못할 가능성이 있다. 특히 의료 사고가 발생했을 때, 의사는 "나는 지시만 했을 뿐"이라며 책임을 회피하고, 전담간호사는 본인이 직접 한 게 아니어도 "내가 입력을 했으니..." "내가 봉합을 했으니..."라는 불안에 시달리게 된다. 이런 법적 회색지대는 아직까지도 전담간호사에게 끊임없는 긴장감을 안겨주는 중이다. 아직은 제도적 장치가 하루빨리 마련되기를 희망하고 있는 중이다.

07 자기 정체성의 혼란

전담간호사는 간호사로서의 역할과 의사 보조로서의 역할을 동시에 수행하며, *"나는 간호사인가, 의사 대리인인가?"*라는 정체성 혼란을 겪을 수 있다. 간호사로서 환자를 돌보는 데 자부심을 느끼면서도, 의사의 업무를 대신하며 간호사의 기본 역할에서 멀어지는 느낌을 받는다. 예를 들어, 환자의 정서적 케어보다는 수술 보조나 처방 입력에 더 많은 시간을 쏟다 보면, "내가 간호사가 되려고 이렇게 공부한 게 맞나?"라는 회의적인 생각이 들 수 있다. 많은 전담간호사들이 정체성에 혼란을 겪고 직업적 소명의식에 혼란을 느낀다. 하지만 나의 역할이 환자들과 동료들을 위한 업무이며, 기본 간호와 더불어 의사의 업무를 함께 하기 때문에 더욱 소명감을 가질 수 있다고 생각해야 한다. 기본간호학에서 간호를 정의하듯, 전담간호사는 '인간의 건강을 증진하고, 질병을 예방하며, 건강을 회복하도록 돕는 활동'을 하고 있다고 생각하면 된다. 개인적으로는 병원 내에서 '전담간호사를 위한 교육 프로그램과 소명감을 고취시킬 수 있는 프로그램'들이 운영되면 어떨까 생각도 해본다.

10. 누구도 말하지 않는 전담간호사의 고충

01 업무와 보상 간의 불균형

　루틴으로 식사도 못할만큼 업무량이 지속적으로 증가하지만, 이에 비례한 인정이나 보상이 부족하다고 느낄 수 있다. 현재 내가 있는 부서도 업무는 계속해서 늘어나고 있지만 그에 따른 근무나 시스템의 변화는 아직 없는 편이다. 식사시간을 놓친 채 늦게까지 일하는게 자주 발생한다. 팀원들과 서로 응원하고 격려하며 일들을 소화하고 있지만 이러한 것들이 직무 만족도와 동기부여에 부정적인 영향을 미치고 있다는 걸 느낀다. 변화라는 건 쉽지 않고 빠르지 않기에 업무가 늘어가는 것과 보상의 불균형에는 분명히 간극이 존재한다. 계속해서 희망을 가지고 개선되기를 바라지만 속도가 더디기 때문에 이러한 불균형을 참고 견뎌내기는 쉽지않다. 미래에는 조금 더 나아지길 바라며 계속해서 노력하는 인재들이 있으니 믿고 기다려야 한다. 하지만 이 점이 사람들이 퇴사하는 가장 큰 고충 중 하나인 것은 부정할 수 없다. 실제로 병동PA들의 경우 오버타임의 사유가 불분명하다는 이유로 간호부에서조차 OT인정을 안해주려고 하는 곳도 있으며, 수술이 생겨서 출근했다가도 취소가 되면 아무 보상도 받지 못하고 집으로 돌아가며 본인의 희생과 헌신을 요구하는 경우도 있었다.

02 사라진 존중과 공감

　종종 병원에서는 환자를 존중하고 위한다는 말로 다른 사람들의 존중이 사라지는 경우가 목도된다. "XX" 누군가 뱉어버린 저급한 말. 삶을 살아가다보면 내가 모르는 사람, 또는 아는 사람조차 이런 말을 뱉으며 주변을 부정적인 분위기로 물들인다. 오로지 자신의 '그 순간'만이 중요하고 주변은 전혀 중요하지 않다. 막말을 뱉는 사람들을 보면 주변 사람은 '신경쓰지 않는다'는 강력한 자아가 요동치는 것 같다. 가장 이성적이어야 할 공간과 업무에서 감정이 등장해 이성을 억압하는 순간이다. 환자와 의사, 또는 보호자와 병원 직원, 모든 곳에서 간호사에게 감정을 쏟아낸다.

　반면, 그 말을 듣는 간호사들은 놀라울정도로 이성적으로 대처한다. 그들은 욕하는 이의 감정적 폭발은 신경쓰지 않으려 노력하며, 강한자아로 무장한채 흔들리지 않는다. 왜 저러는지 이해하려는 마음도 있다. 아마도 그 사람 내면에 쌓인 무언가가 터져나온 것일테니, 하지만 이해한다고 해서 그 행동이 옳은 건 아니다. 욕을 뱉는 이가 주변을 무시하고 이성을 잃은채 내뱉는 말은 결국 스스로를 갉아먹는 독이 될 뿐이다. 그 순간이 지나고 나면, 문득 죄책감을 느끼게 될지도 모른다.

　어느정도 규모 이상의 병원에서는 기본적으로 직원들이 CS교육을 받겠지만 교육을 받아도 존중이나 공감능력이 부족한 사람들이 있어 수술 중 협업에서 오는 감정적 압박이 상당히 클 때가 있다. 물론 다

그러한 것은 아니지만 간혹 그런 사람들과 일을 할 때 공감능력이 큰 사람의 경우 강한 언행이나 행동에 불편함을 느끼게 된다. 입밖으로 내뱉어지는 막말은 정서적 스트레스를 유발하며, 함께 일하는 사람들을 긴장과 무거운 분위기로 내몬다. 정당하게 일을 하기 위해 들어왔지만 화풀이 대상이 될 때는 회의감이 들고 감정적으로 지치게 되는 경우도 있다. 전담간호사로서 전문성을 가지고 있어도 일하는 중 부정적인 피드백을 받을 경우 자신감이 떨어질 수 있으며, 스트레스로 자신감 저하가 발생하고, 이는 업무 성과에도 영향을 미치게 된다. 마음의 상처는 눈에 보이지 않지만 결코 작지 않으며, 결국 이것은 퇴사로 이어지게 되기도 한다.

부족한 부분이 있다면 다른 사람들과 있을 때 큰소리로 말해 공개적으로 지적받기보다 따로 불러서 얘기해주면 좋겠지만 급박한 업무가 많다보니 그렇지 않은 경우도 많다. 실수를 지적하는 사람도 실수 없는 인생은 아니었을 거지만, 사람은 누구나 실수를 한다. 실수에 대한 위로를 통해 다시 일을 잘하면 좋겠지만, 현실에서는 그런 배려를 기대하기 쉽지 않다. 안타깝지만 사라진 존중과 공감은 현실적으로 많은 부분을 차지하는 고충사항이다.

삶을 열심히, 일을 열심히 해도 체면이 구겨질 일들이 많이 생긴다. 인생이 고달프게 느껴질 때도 분명 많을 것이다. 하지만 너무 속상해하지 않았으면 좋겠다. 만약 후배 간호사들이 있다면, 전담간호사 선배로서 이 한 줌의 글로서라도 위로해주고 싶다. 우리의 인생에서, 그냥 내가 선 자리에서 최선을 다하며 살아가며, 두려워하지말고 고통스럽게 받아들이지 않으면 좋겠다.

03 고난도 업무와 경계의 모호함

전담간호사의 업무는 의사의 일들을 함께하는 경우가 많아 복잡하고 책임이 크고, 고도의 전문성과 기술, 높은 책임감이 필수적이다. 응급상황에서의 즉각적이고 정확한 대처가 요구되고 작은 실수가 큰 영향을 미치므로, 이에 따른 심리적 부담이 크다. 수술 시 불편한 자세로 인한 신체적 피로 또한 누적된다. 다양한 업무적 고충이 있지만 바쁜 와중에 업무의 경계가 모호하기 때문에 어떤 때는 하지 않았던 의사의 업무를 어떤 상황에서는 수행해야 하는 경우도 발생한다. 여러 역할을 동시에 수행해야 하는데, 업무 경계가 모호하여 본인 소관이 아닌 업무까지 떠안는 일이 많아 과부하가 발생할 수 있다. 모든 의사가 그러진 않지만 일부 의사는 힘들거나 귀찮다는 이유로 본인의 해야하거나 할 수 있음에도 전담간호사에게 업무를 넘길 때가 있다. 이러한 경계에서 전담간호사는 많은 스트레스를 받는다. 동료 전담간호사 선생님들의 얘기를 나누다보면 이러한 경우가 잦은 스트레스 TOP 3 안에 드는 상황이라는 걸 알 수 있다. 업무 경계에 모호함을 지적해도 도저히 바뀔거라 생각조차 않는게 현실이다. 하지만 이러한 것은 해결해야 할 고충 중 하나라고 생각한다. 계속해서 업무가 늘어나고 과중한 부담이 발생하면, 본래 업무도 제대로 수행하지 못하는 악순환이 발생할 수 있기 때문이다.

04 불규칙한 근무와 온콜(응급 호출)

신경외과 수술은 예기치 않게 긴급히 진행될 때가 많아, 불규칙한 근무 시간과 긴급 호출로 인한 부담이 상당하다. 가족과 식사를 하다 첫숟가락을 뜨기도 전에 응급 콜이 와서 병원에 가서 수술준비를 하고 환자를 기다리다 수술 취소가 되는 경우도 종종 있었다. 하지만 수술을 하지 않았다는 이유로 시간과 이동비를 허비해도 보상을 받지 못하는 경우도 있었다. 가정이 있는 사람은 온콜로 인해 가족에게까지 부담을 주게 되어 개인생활과 일의 균형이 맞추기 어렵다. 우스갯소리로 *"MBTI에서 계획적인 J가 예측할 수 없는 온콜근무를 하면 일을 그만둘거야"*라며 다들 얘기한다. 성향상 많은 J들이 전담간호사의 업무를 하고있는데, 예측할 수 없는 근무스케줄은 분명히 많은 전담간호사들에게 신체적, 정신적 부담을 줄 것이다.

05 의사소통 문제

전담간호사는 오랜시간 담당교수님들이 있고 해당 과에서 많은 시간을 함께 했기 때문에 같이 일하는 입장에서 말하지 않아도 알아서 해주길 바라는 경우가 종종있다. 어떤 때는 말하지 않고 일처리를 의사 마음에 맞게 해주기를 바랄 때도 있고, 말하지 않아도 수술기구를 손에 쥐어주길 바라는 의사들도 있다. 하지만 전담간호사들은 초능력자가 아니다. 가끔 일하다보면 말하지 않고 "왜 안해주냐, 왜 안주냐"며 불평을 듣는 경우를 보면 이세상 어떤 사람들이 독심술같은 초능력이 있을까 궁금해진다. 물론 많은 경우 함께하고 서로를 잘 알기에 예측은 가능한 경우가 많이 생긴다. 하지만 그것이 아무리 익숙해져도 의사소통은 분명히 이루어져야 한다. 의사와의 명확한 소통이 이루어지지 않을 경우, 혼란과 비효율이 발생하며 치료 과정에서 실수로 이어질 가능성을 높인다. 기본적으로 의사가 환자를 생각하듯, 전담간호사도 함께 일하는 분들 모두 얼마나 힘들지 공감하고 이해하려 하고 돕고 싶다. 하지만 무엇을 어떻게 도울 수 있는지 정확히 전달해 주어야 도와줄 수 있다.

결과적으로 이와 같은 고충들은 PA의 직무만족도와 효율성에 부정적인 영향을 미치는 주요 원인이다. 적절한 제도적 지원과 존중기반의 피드백 문화형성, 명확한 역할 정의와 의사소통 개선이 절실하다.

11. 전담간호사의 생존법 3가지

01 신뢰! 단정한 외모

간호사와 환자의 관계는 신뢰를 기반으로 하기 때문에 환자가 솔직하게 자신의 상태를 이야기할 수 있도록 신뢰를 쌓는 것이 중요하다. 환자에게 가기 전 깔끔하게 용모를 가다듬고 정확한 정보를 파악한다. 환자분이 나를 보자마자 "선생님이 오시면 불안이 사라져요"라며 반기시는 경우가 많다. 운 좋게도 내가 가진 큰 키와 다부진 골격은 환자에게 신뢰를 줄 수 있는 장점이기도 하다. 하지만 내 머리가 떡이되고 눈꼽이 있는 상태에서 환자나 보호자를 보면 신뢰도가 떨어질 수도 있을거라 생각한다. '안에서 새는 바가지는 밖에서도 샌다'는 말처럼 내 관리도 못하며 어떻게 수많은 환자를 관리하겠는가. 환자는 통증과 불안으로 인해 힘든 상태이기 때문에 더욱 환자의 상태를 잘 알아야 감정과 상황을 이해하고 공감하고 신뢰를 줄 수 있다. 안과 밖으로 나와 환자의 정보를 정리하고 환자와 대면했을 때 업무에 대한 큰 도움이 된다. 신뢰를 만들고 공감이 이루어져야 환자는 간호사에게 더욱 자신의 감정을 잘 표현할 수 있고 이러한 의사소통과 신뢰는 치료에 보다 효과적으로 지원 할 수 있다. 그 첫걸음은 외모를 단정히 하는 것에서부터 시작한다고 생각한다.

02 센스! 낄끼빠빠

 말 그대로 낄데 끼고 빠질 때 빠져야 한다. 병원에서 일하다보면 "낄 때 끼고 빠질 때 빠지는" 기술이 얼마나 중요한지 자연스럽게 알게된다. 예를들어 회진 중 의사들이 환자 상태에 논의할 때 굳이 아는척하면서 끼어들었다가 민망한 상황을 만든 적도 있고, 회식자리에서 분위기를 띄우려 지나치게 열심히 끼었다가 다음 날 후회한 적도 있었다.

 어느날 회진 때 환자분이 치료에 대해 궁금해하자 의사가 설명할 타이밍을 기다렸다가 필요한 정보를 적재적소에 보충 설명했더니, 의사와 환자 모두가 "정말 도움이 된다"며 좋아했다. 그때부터 나는 현명한 '낄끼빠빠'가 업무 뿐 아니라 인간관계에서도 꼭 필요하다는 것을 더욱 명확히 깨닫게 되었다.

 수술실에서도 수술을 할 때는 전담간호사가 낄 때가 있고 빠질 때가 있다. 수술을 하며 박리(Dissection)할 때가 있고 지혈(Hemostasis)할 때와 봉합(Suturing)할 때도 도와줘야 하는 순간과 기다려야 하는 순간이 다르다. 집도의가 양손을 모두 사용해야 할 때는 보조로 낄 때 껴야하고, 수술방향을 바꾸거나 계획을 조정할 때는 즉각적으로 빠져야 한다. 의사가 이미 익숙한 과정에서 보조가 과하게 개입하게 되면 오히려 속도를 늦출 수 있다. 낄끼빠빠를 잘하면 신뢰를 얻고 수술팀 전체의 효율을 극대화 할 수 있다.

특히나 전담간호사로 장수하려면 내가 해야 할 일과 말아야 할 일을 구분해야 하지만, 사람과의 관계에서도 일정부분의 선을 지키며 업무와 생활의 균형을 맞춰야 한다.

03 간호사의 '필살기' 미소

어느 날 매우 엄격하고 무표정으로 유명한 신경외과 교수님과 회진을 돌 때였다. 분위기가 무겁고 아무도 말 한마디 못 하고 긴장하고 있을 때, 문득 나의 '필살기'를 꺼냈다. 조심스럽게 교수님께 밝은 미소로 *"교수님, 오늘 환자분들이 교수님 표정 보고 놀라지 않게 제가 먼저 웃겠습니다!"* 라고 농담을 던졌더니, 교수님이 순간 당황하며 미소를 짓기 시작했다. 이후 회진 분위기가 가벼워지고, 환자와의 소통도 훨씬 원활해졌다. 이처럼 미소 하나로 긴장된 상황도 부드럽게 바꿀 수 있다.

사람은 거울처럼 상대방의 표정을 따라 한다고 한다. 내가 먼저 웃으면 상대도 미소를 짓고, 분위기는 따뜻해진다. 결국, 미소는 가장 강력한 간호 술기이자, 어디서든 통하는 만능열쇠일 수 있다. 그러니 오늘도 일하며 미소 한방, 날려보는 건 어떨까?

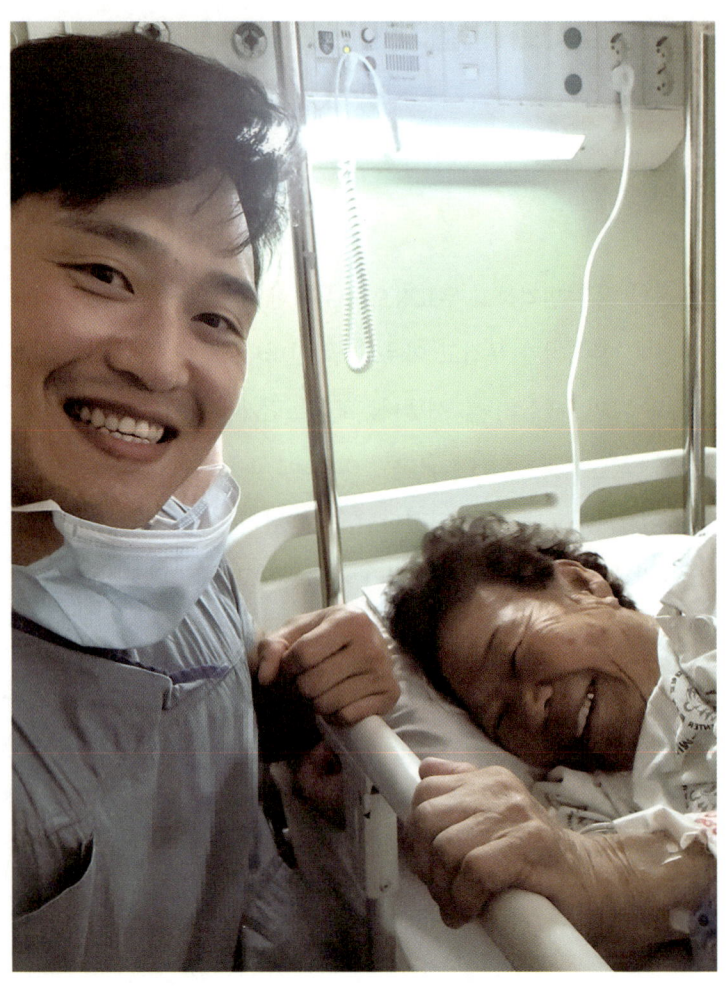

가장 오랫동안 봐왔고, 가장 가깝게 지냈던 김종분 환자를 기억하며.

12. 전담간호사로서의 욕구

01 중요한 건 꺾이지 않는 마음

 병원 복도에 처음 발을 디뎠을 때, 나는 단순히 환자들을 돕고 싶다는 마음 하나로 가득 차 있었다. 간호사가 되겠다는 꿈은 막연히 따뜻하고 보람 있는 일이겠거니 생각했지만, 막상 현실은 훨씬 더 복잡하고 거칠었다. 환자의 상태를 끊임없이 관찰하며 변화에 즉각적으로 대응해야 했고, 의료진과 협력해 최상의 결과를 이끌어내는 과정은 생각보다 치열했다. 매 순간 긴장을 늦출 수 없던 그 날들은, 누군가의 생명이 나의 손끝에 달렸다는 막중한 책임감으로 나를 단련시켰다. 책임감이 있기에 더욱 실수하고 싶지 않고 더욱 치료에 맞는 길을 찾고 싶다. 이러한 과정을 통해 나는 '간호'라는 일이 단순히 환자를 돌보는 차원을 넘어 과학적 지식과 심리적 이해, 그리고 깊은 공감 능력이 필요하다는 것을 깨달았다.

 어느날 문득, "간호라는 일이 병원이라는 울타리 안에서만 아니라 주변인들에게 적용할 수 있지 않을까?" 깨달았다. 넘어져서 무릎이 까져 연고를 바르는 사소한 일부터 건강을 챙기고 마음을 돌보는 것 역시 간호의 역할이라 생각했다. 누군가 아플 때 떠오르는 사람이 되고, 힘들어하는 이들에게 내 지식과 경험이 작은 힘이라도 되면 좋겠다. 그래서 더 많이 배우고, 더 좋은 간호를 하기위해 도전하고자 하는 마음을 잃지 않고 싶다.

이 모든 요소가 조화를 이뤄야만 진정한 간호가 완성될거라 믿는다. 지식이면 지식, 업무의 숙련이면 숙련, 조금더 완벽에 가깝기 위해 도전해보고 싶다.

　도전하는 마음이 흔들릴 때 마다, 처음 간호사가 되길 꿈꾸던 그 순간을 떠올릴 것이다. 중요한 건, 꺾이지 않는 마음이다.

02 전문성을 향한 갈망

　간호사의 손길은 따뜻해야 하지만, 그 속에는 확고한 전문성이 담겨 있어야 한다. 전문성을 쌓는 과정에서 중환자실에서의 경험은 나에게 가장 큰 배움의 기회가 되었다. 위급한 상황에서 정확한 판단과 빠른 대처는 단순히 기술 이상의 것이었다. 그 순간의 선택은 환자의 생명과 직결되었고, 이를 통해 나는 간호사로서의 책임감과 신중함을 배웠다.

　중환자실에서 익힌 경험은 나를 새로운 배움으로 이끌었다. 신경외과와 정형외과 간호의 특수성, 최신 의료기술의 적용, 그리고 무엇보다도 의료진과의 팀워크가 얼마나 중요한지 몸소 느꼈다. 간호는 혼자가 아닌 함께하는 작업이었고, 환자의 회복이라는 공통의 목표 아래 각자의 역할을 완벽히 수행하는 것이 얼마나 중요한지 절실히 깨달았다.

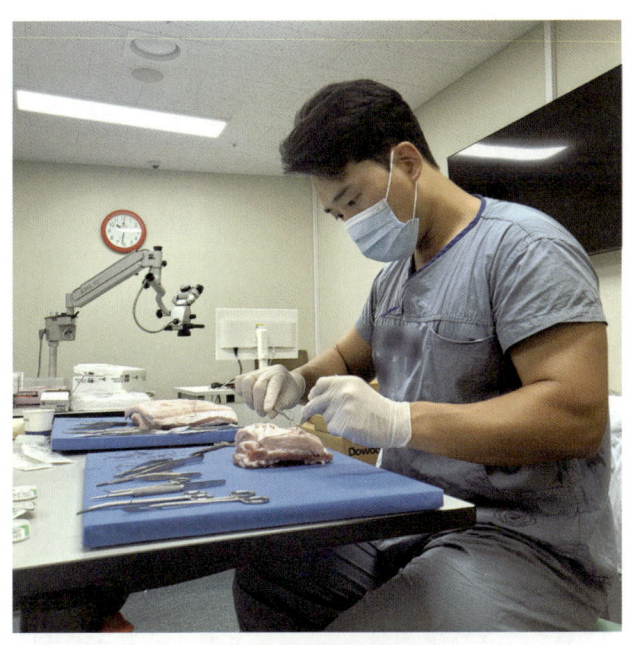

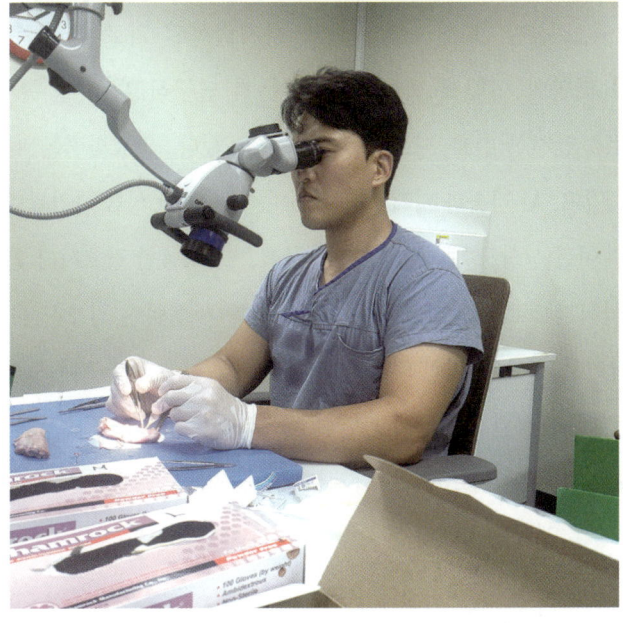

03 발전하고 싶은 부분

나는 현재 간호사로서 새로운 목표를 향해 나아가고 있다. 그중 하나는 '리더십'이다. 간호사의 리더십은 단순히 팀을 이끄는 역할에 그치지 않는다. 팀 내 후배들에게 영감을 주고, 서로를 존중하며 협력할 수 있는 환경을 조성하는 것이 진정한 리더십이라고 생각한다.

특히 수술실이나 중환자실처럼 긴박한 상황에서 간호사의 리더십은 환자의 생명에 직결될 수 있다. 그러나 나는 명령과 지시의 리더가 아니라, 팀원들이 서로에게 의지할 수 있는 분위기를 만드는 '서포터형 리더'가 되고 싶다. 또한, AI 기술과 디지털화된 의료 환경 속에서 간호사의 역할이 어떻게 변화할 수 있는지 연구하고, 이를 통해 더 효율적이고 안전한 간호 시스템을 구축하고 싶다. 의료환경은 빠르게 변화하고 있고, AI 기술과 디지털화는 이미 우리 곁에 성큼 다가왔다.

가끔은 이런 상상도 해본다. 스마트 글래스를 착용한 간호사가 환자의 상태를 실시간으로 확인하고, 자동화된 기록 시스템이 간호사의 업무 부담을 줄여주는 세상. 이런 미래를 만들기 위해 작은 변화부터 시작하고 싶다. 예컨데, 한정된 구역에서 간단한 체크리스트 자동화 시스템을 먼저 적용해보는 방식의 아주 작은 단계부터 차근차근 문제점을 찾아내고 개선해나가는 방식을 말이다.

무엇보다 중요한 것은 후배들이 이 변화과정을 함께 즐기고 성장하도록 돕는 일이다. 처음 보는 기술일수록 부담이 될 수 있지만, 내가 먼저 배워보고 난 뒤 쉽게 정리해 공유한다면 그 부담은 훨씬 줄어든다. 또한 팀원들이 서로에게 지지와 신뢰를 보낼 수 있는 분위기가 조성된다면, 기술이 주는 효율성과 안정성은 배가 될 것이다. 나는 오늘도 이런 미래를 그려보며, 팀원들과 서로 배움을 나누고 실험하는 하루를 만들어가고 싶다. 그리고 그 과정에서 전담간호사라는 직업이 가진 가치와 전문성을 한층 더 확장해나갈 수 있으리라 믿는다.

13. 전담간호사를 위한 건강 관리와 자기돌봄

01 잠깐 멈추기

　환자와 동료 사이에서 끊임없이 바쁘게 움직이는 중에도 나는 나를 위한 시간을 만들어야 한다는 걸 깨달았다. 그래서 점심시간이나 쉬는 시간이 생기면 병원 테라스로 나가 잠깐 바람을 쐬곤 했다. 차가운 공기를 마시며 잠시 머리를 비우는 그 시간은, 하루의 긴장을 풀고 다시 시작할 힘을 주었다. 그마저도 할 시간이 없으면 일하기 직전 1분간 심호흡을 하고 시작한다.

　퇴근 후에는 집 앞 공원에서 천천히 걸으며 하루를 정리하는 습관을 들였다. 가끔씩 이어폰으로 음악을 듣거나 조용히 자연의 소리를 들으며 마음을 달랬다. 이 짧은 산책 시간은 나를 간호사라는 역할에서 벗어나 온전히 "나"로 돌아오게 만드는 소중한 순간이었다.

02 작은 성취를 기록하기

일이 끝난 후 항상 피곤함에 지쳐 하루를 그냥 넘기곤 했다. 그러던 어느 날, 환자가 내게 감사 인사를 전하며 이렇게 말했다.

"간호사님 덕분에 마음이 편안해 졌어요."

그 말을 들은 뒤 나는 하루의 작은 성취를 기록하기 시작했다.

"오늘 환자와 진심 어린 대화를 나눴다."

"동료가 내 도움에 고마워했다."

이런 소소한 기록은 나를 격려하고, 내가 하는 일이 가치 있다는 걸 느끼게 해줬다. 하루를 마무리하며 나 자신을 칭찬하는 이 습관은 스트레스를 덜어주는 강력한 도구가 되었다.

그리고 너무 기록에 습관이 되어있지 않은 경우, 꼭 기록으로 적지 않아도 동료와, 또는 선후배와, 또는 가족이나 친구와 이러한 일이 있었다는걸 얘기하는 것도 자신감과 사명감의 원천이 될 것이다.

03 일단 웃는 표정부터 해보자

병원에서 긴장감이 최고조에 이를 때, 작은 유머가 큰 차이를 만들었다. 어느 날 한 동료가 말했다.

"간호사도 슈퍼히어로야. 근데 슈트를 병원복으로 입었을 뿐이지."

그 말에 다들 웃으며 잠깐의 여유를 가질 수 있었다.

환자와도 가끔 작은 농담을 던지며 분위기를 바꾸곤 했다.

"오늘은 링거를 VIP 대접으로 준비했어요. 맛은 없겠지만 몸엔 최고랍니다!"

이런 순간들은 긴장된 하루 속에서 환자와 나 모두에게 웃음과 편안함을 주었다.

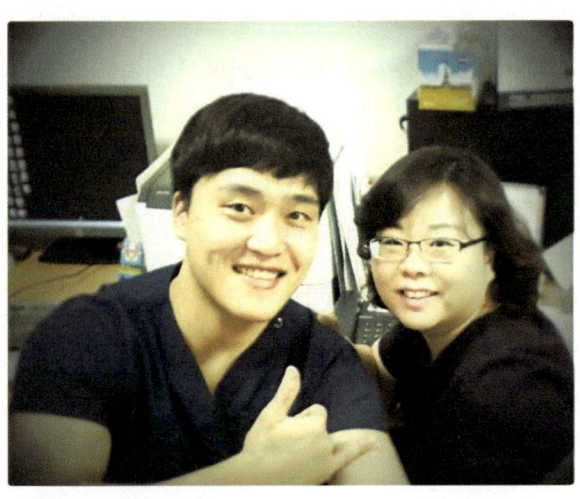

04 몸의 건강이 마음의 건강

 원래 나는 운동을 오랫동안 했기에 체력에는 자신이 있었지만 퇴근 후 에너지가 바닥난 상태로 소파에 누워만 있게 되었다. 재밌는 넷플릭스와 폰을하며 맥주를 마시다보니 100kg에 육박해졌다. 순식간에 살이 찌니 일할 때도 힘든 악순환이 반복되어 운동을 다시 시작하였다. 처음엔 집 앞 공원에서 가볍게 스트레칭을 하거나, 유튜브 동영상을 보며 10분씩 운동하는 것으로 시작했다. 그 후 30분, 1시간, 시간을 늘리고 주짓수를 다시 시작하며 스트레스가 점점 해소되는 걸 느꼈다. 매트 위에서 온몸으로 움직이며 땀을 흘릴 때는 병원에서의 긴장감이 모두 흘러내리는 것 같았다.

 그리고 그 때 깨달았다. 내가 건강해야 누군가를 돌 볼 수 있고 도울 수 있다. 누군가의 회복을 돕는 일을 하려면, 무너지는 나 자신부터 먼저 일으켜야 한다는 걸.

 건강은 단지 체중계의 숫자가 아니고, 하루하루를 살아낼 수 있는 기운이다. 그리고 다음 날을 맞이할 수 있는 의지다. 몸을 돌보는 일은 곧 마음을 돌보는 일이다. 나의 마음과 몸이 건강할 때 힘든 상황에서도 꿋꿋하게 환자의 어려움을 도우며 응원할 수 있다. 많은 간호사들이 힘들겠지만, 스스로 의지를 가지고 건강을 챙기며 오랫동안 남을 돌볼 수 있는 '건강한 간호사'가 되길 바란다.

05 작은 감사 큰 행복

    간호사라는 직업은 끊임없이 무언가를 주는 역할 같았지만, 나는 작은 감사의 표현이 내 마음을 더 풍요롭게 만든다는 걸 깨달았다.
    퇴근길에 동료에게
    "오늘 정말 수고 많았어. 네 도움 덕분에 일이 훨씬 수월했어."
    라는 말을 건네기 시작했다.
    그 한마디가 동료의 얼굴에 미소를 짓게 했고, 나 역시 더 가벼운 마음으로 하루를 마무리할 수 있었다.

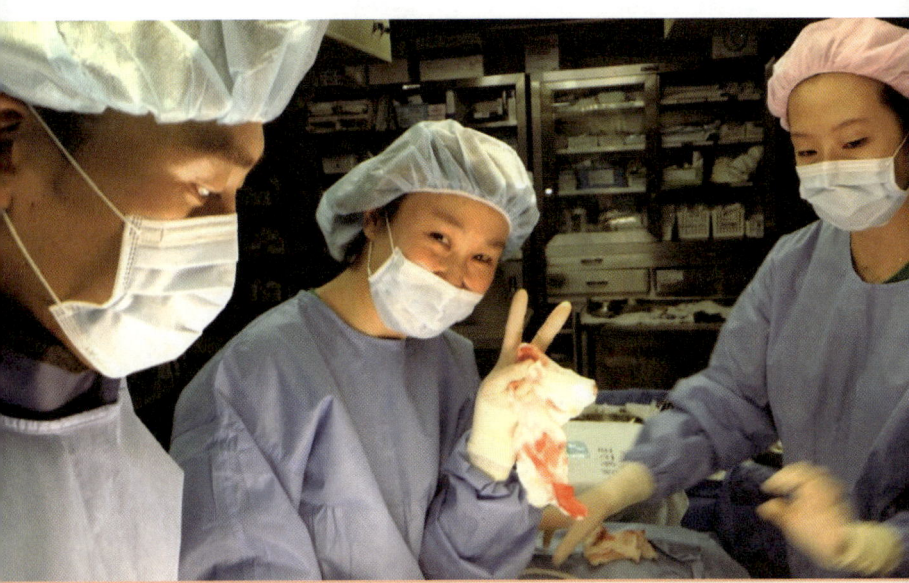

06 이야기 나누기

일명 '담화 나누기'라고도 하는 친구들과 모여서 얘기를 나누는 시간이 우리에겐 환기가 되는 순간일 때도 있다. 마음 속 깊이 묻어버리고 묵히는 것보다 함께 경험한 것을 나눌 수 있는 동료들과 얘기하는 것이 마음 속 응어리를 풀 수도 있다.

한 번은 동료들과 퇴근 후 병원 근처 카페에서 모였다.

"요즘 어떤 순간이 가장 힘들어?"

라는 질문에 서로의 이야기를 나누다 보니, 모두 비슷한 고민을 하고 있었다는 걸 알게 됐다. 일이 너무 많고 감정 쓰레기통이 된 거 같은 처량한 기분들을 서로 공감하고 위로하며, 우리는 함께 버틸 수 있는 힘을 얻었다.

동료와의 대화는 단순한 스트레스 해소를 넘어, 내 직업과 삶에 대한 더 깊은 이해를 가능하게 했다.

14. 나만의 간호철학

01 간호란 무엇인가

　기본간호학에서 정의하는 '간호'는 개인, 가족, 지역사회 건강을 증진하고, 질병을 예방하며, 건강을 회복하거나 고통을 완화하고, 삶의 질을 향상시키는 전인적인 돌봄 활동을 의미한다. 한편으론 누구나 필요한 삶의 기본이며 당연한 권리지만, 한편으론 간과되고 있는 가치이다.

　대한민국 사회는 결과주의에 깊이 물들어있다. '돈이 최고'라는 물질주의와 더불어 돈을 위해 삶의 기본 권리를 간과하는 풍조가 만연하다. 시험에서는 만점과 1등급이, 학교는 '인서울'이, 집은 강남이, 취업은 대기업이 성공의 척도가 된다. 이러한 좁고 단편적인 사고는 삶의 다양한 가치를 축소시키는 병폐로 자리잡았다. 의료현장에서는 이 결과주의는 예외가 아니다. 의사 외의 의료인은 모두 의료인이 아니라는 시각, 치료는 오직 '완치'라는 목적만을 향해 달려가고, 환자는 종종 숫자와 상태로만 평가받는다. 하지만 나는 이런 시각에 의문을 제기한다. 완치라는 결과만큼이나 치료를 향해가는 과정, 그 여정 또한 간과할 수 없는 가치가 있지 않은가?

　시각을 달리해서 보면 치료를 향해가는 여정의 과정은 매우 중요하다. 인간적인 모습을 유지하고 존중받으며 치료의 여정에 힘이 되고 격려를 받는 과정 또한 환자에게는 중요하다. 좋은 결과를 얻으려면 과정도 중요하다. 그러한 과정을 나는 간호라고 본다. '간호'란 단순히 질병을 치료하는 기술적 행위가 아니다. 환자가 치료의 여정 속에서 인간으로서 존중받고, 따뜻한 위로와 격려를 통해 힘을 얻는 과정을 돕는 것이다. 좋은 결과를 위해서는 그 과정이 반드시 뒷받침 되어야 한다. 예를 들어, 암환자가 완치라는 목표를 향해 가는동안, 그들이 느끼는 두려움과 고통을 덜어주고, 작은 희망을 심어주는 순간들이 모여야 비로소 의미있는 회복이 가능하다. 이 과정에서 간호사는 단순한 의료 제공자가 아니라 환자의 동반자로서 함께 걷는 존재가 된다.

나에게 간호란 치료라는 목표를 향한 여정에서 '환자의 인간성을 지키고, 그들이 존엄을 잃지 않도록 돌보는 행위'다. 결과만을 쫓는 사회에서, 과정을 중시하는 간호는 환자에게 진정한 치유의 의미를 되새기게 한다. 나아가 이러한 간호철학은 의료의 본질을 넘어, 우리사회가 잃어버린 '인간다움'을 되찾는데 작은 씨앗이 될 수 있다고 믿는다.

우리 사회에 만연해 있는 1등, 1위에 대한 집착은 모든 부분에서 병폐를 만들었다. 하지만 이 글을 읽는 이들은 이런 편협한 사고에서 벗어나 더 넓은 세상을 보길 바란다. 우리의 삶은 각자의 이야기가 있고 각자의 방향이 있다. 정해놓은 틀과 룰 안에서만 움직이는 것은 좁고 빈약한 사고다. 지구에는 수십억명의 사람들이 제각각 그 수만큼의 직업을 가지고 살아간다. 간호사도 마찬가지로 환자와 이야기를 꾸미고, 전담간호사도 제 위치에서 이야기를 만들어간다.

일하는 곳에 따라 간호사의 책임과 역할은 조금씩 차이가 있을 순

있지만, 그 본질은 변하지 않는다. 간호는 환자와의 관계를 통해서 이루어지는 상호작용이며, 그 과정에서 환자의 삶의 질을 향상 시키는데 기여하는 것이다. 나는 이러한 철학을 바탕으로 간호의 가치를 더욱 깊이 있게 성찰하고, 환자와의 관계에서 진정한 의미를 찾고자 한다. 간호는 단순한 직업이 아니라, 인간의 삶을 존중하고 지지하는 소중한 여정임을 잊지 않아야 한다. 간호는 사람을 살리는 것이 아니라 '살아있게' 해주는 직업이다.

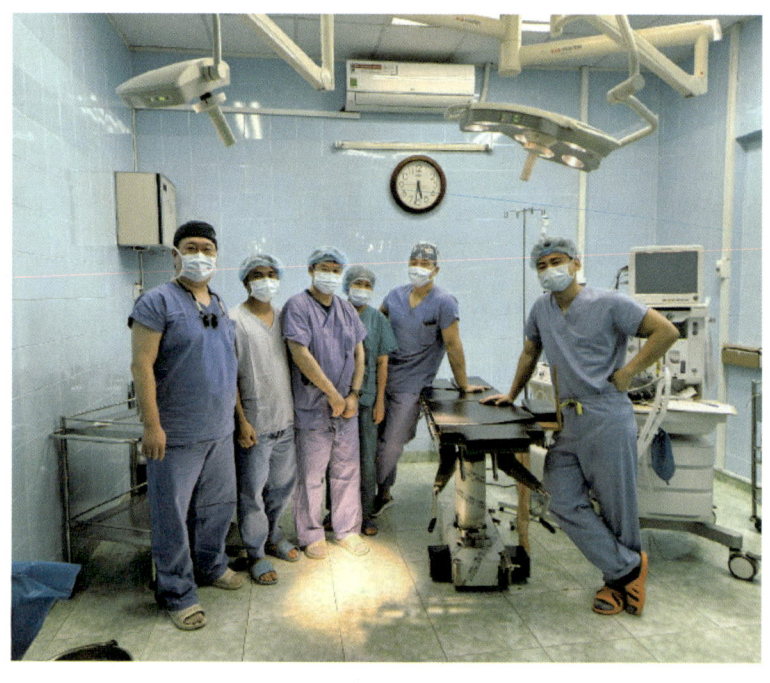

2024년 베트남 호치민 LongAn 병원 의료봉사

02 간호에 대한 나이대 별 생각

20대의 나는 주어진 업무를 제대로 수행하는 데 초점을 맞췄다. 매 순간 실수하고 놓치고 느렸지만 "도움이 되고싶다"는 마음 하나로 모든걸 버텼다. 모르기에 더 많이 묻고, 서툴기에 더 많이 공감하려 했던 시절이었다. 모든 것이 부족해서 몸과 마음을 갈아넣었다. 하지만 30대를 지나고 나의 간호는 소진시키는 것이 아니라, 단단히 중심을 잡는 법을 알게되었다. 조금은 여유가 생겼고, 환자의 상태를 가늠할 수 있는 '감'이 생겼다. 그러나 그만큼 감정의 무게와 윤리적 고민은 깊어졌다. 환자의 통증, 가족의 눈물, 동료간의 갈등에 이리치이고 저리 치이며 중심을 잡아갔다. 내가 할 수 있는 것과, 해야만 하는 것 사이에서 스스로를 자주 돌아보게 되었다. 가끔은 나 자신에게 물었다. "나는 지금, 사람을 위하는 일에 나 자신도 포함되어 있는가?"

이제 40대에 접어들면서 나는 나만의 간호 철학을 점점 더 구체화하게 되었다. 간호경력도, 인생 경험도 풍부해졌고 마음도 부드러워졌다. 이제는 환자를 돌보는 일에 '속도'보다 '깊이'를 더한다. 환자의 이야기를 경청하는 것에서 시작해, 그들의 두려움과 고통에 진심으로 공감하고, 가장 힘든 순간에도 작은 희망을 전하는 것이 간호사의 역할임을 알게 되었다.

20대는 어렸지만 진심이었고 뜨거웠으며, 30대는 익숙했지만 복잡했다. 40대의 내가 추구하는 간호 철학은 조금 더 확장된 개념이다. 나는 더 이상 '간호사'라는 직함에만 나를 담지 않는다. 가족과 있을 때, 친구의 말을 들어줄 때, 심지어 나 자신을 마주할 때도 간호하는 태도로 살아가려한다. 이제는 간호라는 직업이 아닌 '삶의 방식'으로 바뀌어 가고 있다. "나는 왜 간호를 하고 있을까?"라는 질문보다 "간호를 통해 어떤 사람이 되었는가"에 집중한다. 이제는 웬만한 상황에는 당황하지않고 새내기 신규 선생님들의 우왕좌왕하는 순간에도 미소로 응답할 수 있다. 말없이 기댈 수 있는 어깨가 되어주는 일, 존중과 배려로 상대의 아픔을 감싸는 일, 그리고 나도 같이 성장해 가는 일에 집중한다.

   나는 간호사가 환자에게 신뢰와 안정을 주는 동시에 의료진 전체의 균형을 잡아주는 중재자라고 믿는다. 환자와 가족이 안심할 수 있는 설명과 조언을 제공하는 것, 의료진 간의 의사소통을 원활히 하는 다리 역할을 하는 것, 그리고 환자의 회복 여정에서 중심을 잡아주는 존재가 되고 싶다. 나에게 간호는 단순한 치료가 아니라, 인간 대 인간으로서의 깊은 교감과 신뢰로 이어지는 과정이다.

03 간호철학 만들기

"선배, 저 그만두고 싶어요. 저랑 안 맞는 거 같아요"

수술이 끝나 퇴근을 앞두고, 눈밑에 다크서클을 매단 민우가 고개를 숙이고 조용히 말했다.

"왜? 힘들어?"

"그냥, 제가 뭘 하고 있는건지 모르겠어요. 병동에 있을 때는 잘하고 있었었던거 같은데, 지금은 의사들 눈치보느라 숨이 막히고, 잡일만 하는 거 같아요"

나는 그의 말을 다 듣고, 커피를 한잔 건넸다. 따뜻한 커피는 해결책은 못되어도 잠시 마음을 녹여줄 수는 있으니까.

"민우야, 전담간호사라는게 '보이는 성과'로는 평가할 수 없는 일이야. 우리 손끝에서 병이 나아지는 건 아니잖아. 그치만, 우리가 한 일은 그걸 도와주는 아주 중요한 일이야"

민우는 한참동안 말이 없었다. 잠시 입을 떼며 "왜 아무도 그렇게 생각하지 않는거 같죠?"

이제는 내가 말없이 고민을 했다. 당연한 것을 설명하는 것이 무엇보다 힘들 때가 바로 이 순간 같았다.

"공기나 물은 있을 때는 소중함을 모르지만 없으면 그 즉시 큰 문제가 되지, 우리가 하는일도 그렇다고 생각해. 사람들은 우리가 당연하다고 생각해서 그래, 도와주는게 당연하다고 생각하지만 막상 우리가 없을 때는 전화기에서 난리가 날 정도로 찾거든"

나는 내 첫 전담 간호사로 시절을 떠올렸다.

나에게 전담간호사의 지식과 기술을 전수해준 승신샘이 이런 마음이었을까?

내가 놓친 것들을 세세히 챙겨준 양희샘이 이런 마음이었을까?

나도 똑같이 회의감을 느꼈고, 몇 번이나 명찰을 내려놓았다.

흔들릴 때마다 선배들을 생각하며 고민을 하고 해결책을 찾았다.

"지금은 네가 왜 이일을 하는지, 왜 중요한지 잘 모를 수 있어. 그럴 때는 철학이 필요해. 철학은 우리가 어떤 방향으로 갈 수 있는지 알려주는 나침반이 되거든."

"우리가 준비한 공간과 과정에서 환자와 가족이 안정을 찾고, 견딜 수 있는 힘을 얻는 건 분명해"

"우리가 직접 사람을 살리는건 아니지만 우리가 없으면 죽는 사람은 더 많을거야. 우린 너가 느끼는 것보다 더 큰 일을 하고있어"

점점 상담이라기보다 설득을 하는 나의 모습을 스스로 돌아보며 말을 줄이고 지갑을 열어야겠다고 생각했다.

"형이 오늘 쏜다. 맛있는거 먹으러 가자. 너는 지금 잘하고 있고 앞으로 더 잘할거야. 지금은 네가 왜 이일이 중요한지 모르지만, 시간이 지나면 얼마나 중요한지 알게 될거야"

"선배 감사합니다. 그럼 저 좀 더 고민해볼께요. 저 오늘 너무 힘들어서 소고기 먹고 싶어요"

순간, 뭔가 내가 당한거 같은 당혹감이 들었다. 그날은 같이 맛있게 고기를 먹었고, 시간이 지나 그 당시의 추억을 말하며 "감사하다"고 말하는 후배가 지금은 자랑스럽다. 아직까지 기대이상으로 잘해주고 있는 멋진 후배이다. 나와 함께 고된 일을 버텨나가는 후배가 있으니 든든함에 대한 보상으로 생각하고 흔쾌히 지갑을 열었던 날이었다.

'간호'의 폭은 너무나 다양해서 인간의 삶 전반에 걸쳐 거의 모든 생활에 밀착해있다고 봐도 무방할 것이다. 단순히 병의 치료를 넘어서 신체적, 정신적, 사회적, 영적 건강을 아우르는 총체적인 도움을 줄 수 있는 것이 '간호'이다. '전담간호사'는 이것들을 포함해 의사의 일을 도와주고 있다. 그래서 더 많이 지치고 더 많이 흔들린다. 지식이나 기술만으로는 이일을 오래 할 수 없다. 의사결정 하나에도, 환자와의 관계, 동료와의 관계에도 기준이 있어야 하고, 그 기준이 '간호철학'이다. 다른사람의 방식이 아닌 '나만의 방식'으로 간호할 수 있게 해주는 힘이다. 정답은 없지만, 혼란 속에서 전담간호사로서 흔들리지 않으려면 나만의 간호철학을 만들어야 한다.

15. 더 나은 의료현장을 꿈꾸며

01 의료수가

전담간호사는 의료현장에서 없어서는 안 될 정도로 많은 일을 한다. 진료할 때, 회진할 때, 의사와 간호사와 환자의 사이에서 생기는 공백을 자연스럽게 매꿔주며 오더하나하나를 재확인해간다. 힘을 주고 환자의 몸을 들어가며 무거운 수술기구들을 배치시키고 불편한 자세로 묵묵히 몇시간을 참아가며 치료를 도와간다. 모든 의료인과 환자치료에 관계된 분들은 모두 영웅이지만 전담간호사도 의료의 숨은 영웅이다. '그런데 이상하다?' 의사가 환자를 진찰하고 수술을 하면 그 행위 하나하나에 값비싼 수가라는 이름표가 붙는다. 반면, 전담간호사는 의사의 손을 대신해 주사를 놓고, 환자의 상태를 꼼꼼히 살피며, 때로는 생사의 갈림길에서 심폐소생술까지 감당하는데, 우리의 손길은 왜인지 돈으로 환산되지 않는다. 2023년 건강보험심사평가원의 연구보고서를 들여다보면, 이런 불균형이 단순한 느낌이 아니라 현실이라는 걸 알 수 있다. 간호수가라는 건 여전히 간호사 몇 명이 배치됐느냐만 따지는, 숫자 놀음에 가깝다. 전담간호사의 땀과 전문성은 그 속에 묻혀버리고 만다. 그러니 간호사가 병원을 떠나는 일이 늘어나고, 남아 있는 이들은 지친 몸을 이끌고 환자를 돌본다. 이건 숫자가 아니라 사람의 이야기다.

왜 이렇게 됐을까? 의료수가라는 거대한 퍼즐에서 의사의 조각은 반짝반짝 빛나지만, 간호사의 조각은 흐릿하다. 연구보고서에 따르면, 간호관리료라는 이름으로 병원에 돈이 지급되는데, 이건 간호사가 몇 명이나 있느냐에 따라 등급이 매겨지고 그에 따라 입원료에 살짝 더하거나 덜어내는 식이다. 문제는 여기서 끝나지 않는다. 간호사가 밤낮없이 환자를 돌보는 시간, 그들이 쏟는 노력의 질과 깊이는 전혀 반영되지 않는다. 의사가 수술실에서 메스를 들면 그 행위 하나에 당당히 가격이 붙는데, 간호사가 중환자실에서 환자의 숨을 지키며 뛰어다녀도 그건 그냥 '관리료'라는 포괄적인 이름 아래 묻힌다. 전담간호사라면 더 억울하다. 중환자실이나 집중치료실에서 의사의 업무를 보조하고 때로는 대신하며 고난도의 일을 해내는데, 그들의 손길은 여전히 그림자 속에 있다.

나는 전담간호사이기도 하지만 한사람의 국민이자 의료인으로서, 일하는 것에 정당한 대우와 인정을 받는 것이 맞다고 생각한다. 가끔은 이런 생각도 해본다. *"전담간호사만의 수가를 만들어보면 어떨까?"* 의사처럼 행위 하나하나에 가격을 매기자는 게 아니라, 그들의 전문성을 인정하는 첫걸음으로 말이다. 전문성이 인정받지 못한다는 것은 꽤나 우울해지는 일이다. 지금은 간호사 몇 명이 있느냐만 보는데, '환자가 얼마나 아픈지, 간호사가 얼마나 많은 시간을 쏟는지까지 계산에 넣어야 하지 않을까?', '중증 환자를 돌보는 간호사에게 더 많은 보상을 주는 식으로 현실에 맞게 바꿔야 하지 않을까?' 일하면서 계속 의문이 든다. 간호사가 하는 일을 하나하나 세분화해서 빛을 비춰야 한다. '투약,

환자 교육, 처치 보조' 모든 게 그냥 '간호'라는 이름으로 뭉뚱그려질 게 아니라, 각각의 가치가 인정받아야 한다. 그러면 간호사의 다재다능한 능력이 마침내 제 값을 찾을지도 모른다.

지금껏 많은 현실의 경험과 문제를 적어보고 노하우와 의문점들을 적어봤지만, 이 모든 걸 뒷받침하려면 정책의 힘이 필요하다. 간호법이라는 든든한 뼈대가 서고, 정부가 지갑을 열어 병원에 재정을 보태줘야 한다. 미국이나 일본, 호주처럼 간호사 배치 기준을 법으로 정하고 그에 맞춰 돈을 지급하는 나라들을 보면 힌트가 보인다. '우리도 그렇게 할 수 있지 않을까?' 전담간호사가 더 존중받고, 그들이 병원에 꼭 필요한 존재라는 걸 모두가 알게 된다면, 환자도 더 안전해질 테니까. 의료의 환경이 환자와 의사에게만 포커스가 맞춰져 있는 것이 아닌, 의료진 모두가 따뜻하게 일하며 자존감을 느낄 수 있도록 개선되기를 희망한다. 아직은 갈길이 멀다.

02 간호환경

"똑똑할수록 빨리 그만둔다"는 말이 있듯이 열악한 간호사의 처우와 환경은 좀처럼 나아지지 않는다. 내가 남아서 일하고 있는 이유는 '나같은 사람도 일하고 있다'는 오기도 약간은 있고, 좋은 일을 하고자 하는 열망도 있지만, 내가 남아서 해야 뒤를 따라오는 후배들에게 본이 되고 힘이 되지 않을까 생각도 크기 때문이다. 내가 일하는 동안 전담간호사들의 권리와 환경이 나아지고 역량이 높아지기를 희망하고 있지만, 현실은 열악하다.

간호사 1인당 감당해야 하는 환자수는 OECD국가들과 비교하면 "이게 현실이야"싶을 정도로 낮다. 간호사 1명이 10명, 심지어 20명 가까운 환자를 돌보는 건 예사다. 결국 환자에게 충분한 관심을 쏟기 어렵고, 질높은 돌봄은 꿈도 못꾸게 된다. 환자의 안전은 위협받고 간호사의 속은 타들어간다. 전담간호사로서도 상황이 좋지만은 않다.

전담간호사만의 간호환경은 일반 간호사와 겹치는 부분도 있지만, 전담이라는 '역할의 특수성' 때문에 특히 더 절실한 부분들이 있다. 전담간호사는 특정 질환, 환자군, 진료과를 맡아 전문적인 간호를 하는 역할이지만, 실제 현장에서는 의료진과 일반 간호사 사이에서 '허드렛일'을 떠맡는 경우가 많다. 만약 표준화된 업무지침과 전문성을 인정하는 시스템이 만들어지면 전문간호사로서 더욱 업무의 즐거움을 찾지 않을까?

전담간호사는 환자에 대해 지속적으로 관찰하고 의사와의 소통의 역할을 하며 케어하기 때문에 임상적 판단이 뛰어난 경우가 많다. 그렇다면, 단순전달자의 역할을 넘어, 의료진과 협업하는 임상파트너로서 권한이 인정된다면, 환자에게 질 높은 돌봄을 안정적으로 제공할 수 있지 않을까? 이외에도 높은 강도의 감정노동을 하고 있기 때문에 심리상담이나, 정서지원 프로그램, 멘토링 시스템 등 정서적 소진을 예방하는 체계적 장치가 필요하지 않을까?

"간호사가 부족해? 더 뽑아야지"라는 말은 쉽지만, 병원 입장에선 돈이 그냥 생기는 것이 아니니 요구할 때마다 한숨이 절로 나온다. 대한민국의 의료 시스템은 분명 자랑스러운 수준이지만, 간호사들이 무대 뒤에서 너무 고생하고 있다.

이러한 현실속에서도 나는 남아있다. 앞서 말했지만, 단지 일이 좋아서가 아니라, 나같은 사람도 남아있다는 사실이 누군가에게 위로가 되고 희망이 되길 바라기 때문이다. 나와 같은 선배들이 자리를 지켜야, 후배 전담간호사들도 언젠가 더 나은 환경에서 일할 수 있다는 희망을 가질 수 있으니까. 나는 간절히 바란다. 전담간호사들이 단지 '보조자'가 아니라, 환자중심의 의료에서 중요한 축이라는 인식이 자리 잡기를, 우리가 더 나은 환경에서 더 건강하게 일할 수 있어야 환자에게도 진심어린 돌봄을 제공할 수 있다. 간호사의 지속가능한 근무환경은 결국 국민 모두의 건강과 직결된 문제이다. 전담간호사의 전문화와 근무환경의 개선은 국민과 의료진의 연결을 이어주는 다리의 개선사항이며 안전에 관한 문제이다.

　마지막으로 꼭 하고싶은 한마디가 있다. 전담간호사는 의사의 업무 중 인턴과 레지던트의 업무를 함께 하기도 하며, 간호사의 업무도 동시에 소화하는 고급인력이다. 업무강도나 책임감에 비해 보상 체계는 열악하다. 전담간호사의 환경을 개선하는데 '합리적인 보상체계'가 마련되는 것은 가장 중요한 부분이다. *"월급이 좀 올랐으면 좋겠다."*

03 전담간호사의 도전을 꿈꾸며

내가 꿈꾸는 간호사의 미래는 간호사 한 명 한 명이 자신의 전문성과 자부심을 온전히 느끼며 일할 수 있는 환경이다. 간호사는 환자의 가장 가까운 곳에서 가장 많은 시간을 보내는 사람이다. 그만큼 환자와의 신뢰 관계를 쌓는 데 핵심적인 역할을 한다.

하지만 현실은 간호사의 가치를 제대로 인정받지 못하는 경우가 많다. 나는 이 점을 변화시키고 싶다. 간호사의 중요성을 사회에 알리고, 그들의 목소리를 대변하는 것이 내가 이 책을 쓰는 이유 중 하나다.

전담간호사는 생각보다 많은 희생과 책임감을 요하는 직책이다. 업무의 경계가 모호하여 간호 업무 뿐 아니라 추가업무들이 주어지는 경우가 많다. 특히 다른의료진의 업무를 도와달라는 요청이 있는데, 그런경우는 업무범위가 불명확해지면서 과중한 부담과 책임감을 느끼게 된다.

너무 다양한 업무를 하게되면 정작 본인이 해야 할 업무에 집중하기 어려울 수도 있다.

수술을 하는 의사의 경우 육체적, 정신적으로 힘들지만 수술을 소화하기 위해 모든 것들이 최대한 편안한 자세와 상태로 맞춰진다. 하지만 수술의 보조는 그걸 맞추기 위해 허리를 숙이거나 목을 옆으로 꺽은채 몇시간 동안 집중하여 수술을 보조해야 하는 경우가 많기 때문에,

수술보조 또한 정신적, 신체적으로 많은 부담이 된다.

　간호사의 삶은 분명 고되고 도전적이다. 하지만 동시에 환자에게 희망을 전하는 위대한 사명이기도 하다. 내가 간호사로서 걸어온 길과 앞으로 걸어갈 길이 누군가에게 영감이 되고, 도전이 될 수 있기를 바란다.

| 에필로그 |

    간호사를 시작하며 내가 감사하는 선생님들은 항상 있어왔다. 어찌보면 축복이다. 전담간호사를 시작하며 현재도 함께 일하는 분들 중 존경스럽고 감사하는 선생님들이 있다. 수십년간 필드에서 현역으로 근무하며 후배들을 교육시키며 함께 희노애락을 나누는 간호사 영웅들이 감사히도 곁에 자리잡고 있다.

    내가 이 글을 쓰며 돌아보니 '전담간호사'라는 직책이 없던 옛날 시절부터 지금까지 전담간호사로서 일을 계속할 수 있었던 것은 나를 이끌어 준 선배 두분이 계셔서 가능했다고 생각한다. 수준미달이었던 나를 교육시키고 격려하며 전담간호사로서의 긍지를 가질 수 있게 해주신 선배님들이 있었다. 아마도 그분들이 없었다면 나는 진즉 간호사를 그만두었으리라 생각한다. 현재 10년 넘게 전담간호사로 일을 하면서도 업무를 시작하기 전에 그분들이 떠오른다. 환자분 확인을 하는 순간부터 수술실에서 손을 씻을 때, 환자 포지션을 할 때도 아직까지 그분들이 알려주신 교육 하나하나가 떠오른다. 이제 전담간호사 팀이 만들어지고 후배들이 생기니 그분들의 나에게 베풀어준 교육과 애정이 얼마나 값진 것이고, 보물같은 순간들이었는지 깨닫게 된다. 전담간호사로서의 나의 삶이 온전히 나만의 것이 아님을 요즘들어 더 많이 느끼게 된다. 처음에는 나의 부족함으로 글을 쓰기 시작했다. 순간순간의 경험을 기억하고 나아지기 위해 노트에도 적어보고 컴퓨터에도 적어봤다. 점점 팀원이 늘어가며 교육하기 위해서도 글을 써봤고, 열악함을 대변하기 위해 글도 써보았다. 글의 시작이라는 거창함보다는 이것저것 끄적거리며 전담간호사로서의 생각을 남기고자 했다. 선배들께 내가 받은 애정만큼 후배들에게 쏟아줄 능력이 되진 않지만, 최소한의 노력이 되고자 이 글을 쓰기 시작했다. 어느새 한 개 두 개의 경험이 쌓이고 나의 생각이 쌓여 철학이 되고, 내 글은 더 많은 것을 담게 되었다. 이글을 읽는 선배 간호사들은 본인들의 애정이 후배들과 간호사회에 어떠한 영향이 되는지 더 넓게 생각해주면 좋겠다. 간호사로서 많은 애달픔이 있는 것은 누구보다 잘 안다. 하지만 슬퍼할 겨를조차 없는 바쁜 간호사들 아닌가. 바쁜 현대인들 아닌가. 나는 나의 글이 전담간호사의 역량과 소명을 가지는데 기여하고 전담간호사를 준비하는 사람들이나 관심이 있는 사람들에게 도움이 되기를 바란다.

특별부록

1. 전담간호사 Self 심리테스트

전담간호사는 긴장감 높은 환경에서 빠른 판단력과 집중력이 필요하고, 체력적으로도 도전적인 직업이다. "그렇다면, 나는 전담간호사가 적성에 맞을까?"

그래서 전담간호사를 고민하는 이들을 위해 준비했다. 이 테스트를 통해 나의 성향과 강점을 파악하고, 어떤 진료과가 나에게 적합할지 확인해 보자!

1. 나는 전담간호사가 적성에 맞을까?

아래 질문에 그렇다(○), 보통이다(△), 아니다(X)로 답해보세요!

하나의 전문 분야를 깊이 파고드는 것이 흥미롭다.	( )
팀워크보다는 특정 역할에서 전문가로 인정받고 싶다.	( )
긴박한 상황에서도 침착하게 대처하는 편이다.	( )
다양한 업무를 두루 경험하는 것보다 특정 업무를 완벽하게 하고 싶다.	( )
체력적으로 힘든 업무에도 비교적 잘 버틴다.	( )
수술 보조나 응급 상황처럼 긴장감 있는 일을 좋아한다.	( )
책임감이 강하며, 작은 실수도 바로잡는 편이다.	( )
고정된 루틴보다 변수가 많은 업무가 더 흥미롭다.	( )
업무 강도가 높더라도 보람을 느끼면 버틸 수 있다.	( )
의료진과 긴밀하게 협력하며 빠른 의사결정을 내리는 일이 즐겁다.	( )

○ 8개 이상 → **전담간호사 적성 100%!**

　→ 전문성을 키우고 싶고 긴장감 있는 업무를 좋아한다면
　　 전담간호사가 딱!

○ 5~7개 → **전담간호사 가능!**

　→ 특정 분야에 관심이 있다면 도전할 만하지만,
　　 업무 강도를 잘 고려해보자!

○ 4개 이하

　→ 다양한 업무 경험을 쌓거나, 환자와의 직접적인 관계를 중요하게
　　 생각한다면 일반 병동 간호사가 더 적합할 수도 있다.

2 나는 어떤 타입의 전담간호사일까?

규칙 : 각 질문에서 가장 나에게 맞는 답을 선택하세요.
각 답변마다 점수가 다르며, 최종 점수를 합산하여 당신의 간호사 유형과 적합한 진료과를 알아봅니다!

1. 출근 첫 순간, 당신은?
A. 전날 미리 준비한 자료를 다시 확인하며 완벽을 기한다. (4점)
B. 오늘 스케줄과 환자 상태를 빠르게 체크하고 머릿속으로 정리한다. (3점)
C. 일단 커피 한 잔 마시고 여유 있게 시작한다. (2점)
D. 동료들과 인사를 나누며 분위기를 띄운다. (1점)

2. 환자가 갑자기 상태가 악화되었다! 당신은?
A. 침착하게 환자의 상태를 파악하고 즉시 필요한 조치를 한다. (4점)
B. 빠르게 의사에게 연락하며, 필요한 처치를 먼저 준비한다. (3점)
C. 살짝 당황하지만 동료들에게 도움을 요청하며 협력한다. (2점)
D. 환자와 보호자를 안정시키며, 감정적으로 공감하는데 집중한다. (1점)

3. 가장 스트레스받는 순간은?
A. 예측 불가능한 변수가 많을 때 (4점)
B. 너무 많은 업무가 한꺼번에 몰릴 때 (3점)
C. 보호자가 감정적으로 대응할 때 (2점)
D. 동료들과의 관계가 어려울 때 (1점)

4. 팀 내에서 당신의 역할은?

A. 논리적이고 차분한 해결사 (4점)

B. 스피드와 정확성으로 팀을 리드하는 추진력 담당 (3점)

C. 따뜻한 위로와 공감을 주는 상담사 (2점)

D. 밝은 에너지로 분위기를 띄우는 무드메이커 (1점)

5. 나의 업무 스타일을 한 마디로 표현하면?

A. "완벽하게 준비해야 마음이 놓인다." (4점)

B. "빠르고 정확한 대응이 생명이다." (3점)

C. "환자와 보호자의 감정을 이해하는 것이 중요하다." (2점)

D. "팀워크가 있어야 병원이 돌아간다!" (1점)

5개 질문의 점수를 합산하세요!

20~16점 → A 유형

15~11점 → B 유형

10~6점   → C 유형

5점 이하 → D 유형

★ 당신의 간호사 유형 & 추천 진료과 ★

A 유형 - '냉철한 분석가' (16~20점)

✓ 추천 진료과: 외과 / 신경외과 / 중환자실 (ICU)

✓ 특징: 냉철하고 논리적인 사고, 실수를 허용하지 않는 꼼꼼함, 중환자실이나 고난이도 수술 보조에서 강점

B 유형 - '빠른 해결사' (11~15점)

✓ 추천 진료과: 응급의학과 / 마취과 / 정형외과

✓ 특징: 순간적인 판단력이 뛰어나고 행동이 빠름, 위기 상황에서도 침착한 대응 가능, 신속한 처치와 기민한 움직임이 필요한 과에서 활약

C 유형 - '따뜻한 치유자' (6~10점)

✓ 추천 진료과: 소아과 / 내과 / 정신과

✓ 특징: 환자와 보호자와의 소통이 뛰어남, 감정적인 공감 능력이 강함, 장기적인 케어가 필요한 환자들에게 적합

D 유형 - '팀의 에너자이저' (5점 이하)

✓ 추천 진료과: 산부인과 / 가정의학과 / 재활의학과

✓ 특징: 동료 및 환자와 소통하는 능력이 뛰어남, 밝은 에너지가 필요한 환경에서 강점, 긴장감을 완화하고 긍정적인 분위기를 유지하는 역할

3 나는 어떤 유형의 전담간호사일까?

내 성향에 맞는 전담간호사 분야 찾기!
아래 질문에서 "YES" 개수를 세어 가장 많은 유형을 찾아보세요!

A. 수술실 전담간호사 타입

· 나는 긴장감 있는 순간에도 빠르게 움직이는 편이다. ( )
· 기계나 도구를 다루는 것이 익숙하고, 손재주가 좋다는 말을 자주 듣는다. ( )
· 집중력이 뛰어나며, 장시간 서 있어도 크게 힘들어하지 않는다. ( )
· 의사와의 호흡이 중요한 업무가 부담스럽지 않다. ( )
· 순간적인 판단력과 빠른 손놀림이 필요한 일이 적성에 맞는다. ( )

✓ YES가 가장 많다면? → 수술실 전담간호사 스타일!

B. 중환자실(ICU) 전담간호사 타입

· 한 명의 환자 상태를 꼼꼼하게 모니터링하는 것이 편하다. ( )
· 위급한 상황에서도 냉정하게 대처하는 편이다. ( )
· 숫자(수치), 모니터링 장비를 다루는 일이 익숙하다. ( )
· 신체적으로 힘든 일이 많아도 감내할 자신이 있다. ( )
· 감염관리, 정맥주사, 기도관리 등의 실무 스킬에 관심이 많다. ( )

✓ YES가 가장 많다면? → 중환자실 전담간호사 스타일!

C. 외과·특수 진료과 전담간호사 타입

· 특정 진료과의 지식을 깊이 공부하는 것이 흥미롭다. ( )
· 환자와 보호자를 대상으로 교육하는 것이 중요하다고 생각한다. ( )
· 치료 경과를 꾸준히 지켜보는 것이 보람차다. ( )
· 수술 전후 관리, 상처 드레싱 등 세밀한 업무가 적성에 맞다. ( )
· 여러 과를 돌보는 것보다 특정 분야에 완전히 집중하고 싶다. ( )

✅ YES가 가장 많다면? → **외과·특수 진료과 전담간호사 스타일!**

결과가 나왔다면 전담간호사가 내 길인지, 혹은 다른 간호 분야가 더 어울리는지 고민하는데 도움이 되었길 바란다.

▶ <u>전담간호사가 적성에 맞다면?</u>

자신의 관심분야를 깊이 탐구하며, 특정 진료과에서 전문가로 성장할 수 있는 기회이다.

▶ <u>일반 병동 간호사가 더 적성에 맞다면?</u>

더 다양한 환자를 접하고, 종합적인 간호 경험을 쌓으며 폭넓은 역량을 기를 수 있다.

어떤 길을 선택하든, 중요한 건 나의 강점과 가치관에 맞는 선택을 하는 것! 선택의 기로에 선 당신이 무엇을 선택하건, 간호사로서의 여정을 응원한다.

2. 전담간호사 생존 능력 테스트

1 나는 전담간호사의 업무 강도를 버틸 수 있을까?

- 예상치 못한 돌발 상황에서도 침착하게 대처하는 편이다.   ( )
- 업무가 힘들어도 사명감이 있으면 견딜 수 있다.   ( )
- 야근이나 당직이 많아도 버틸 체력이 있다.   ( )
- 강한 멘탈을 유지하는 것이 중요하다고 생각한다.   ( )
- 감정적으로 쉽게 흔들리지 않는다.   ( )

4개 이상이면? → 전담간호사로서 멘탈도 준비 완료!
3개 이하면? → 업무 강도에 대한 고민이 필요할 수도…

2 전담간호사 멘탈방어 테스트

- 환자나 의사가 짜증내고 욕해도 "죄송해요"라며 웃을 수 있다. ( )
- 밤근무 중 응급수술과 쉬는 날 온콜에도 "이건 내 운명이다"라며 웃으며 받아들인다. ( )
- 보호자가 터무니없는 요구를 해도 "그래 괜찮아"라며 멘탈을 지키고 일을 해결하려 노력한다. ( )
- 하루 수십번을 나를 찾는 "쌤!"소리와 전화벨을 받으며 다른 업무를 수행할 수 있다. ( )
- 퇴근 후에도 "오늘 좀 힘들었네"정도로 끝내고 다음 날 새롭게 리셋된다. ( )

✓ 4개 이상이면 → 당신의 멘탈은 강철! 전담간호사로 무적입니다!

✓ 3개 이상이면 → 당신은 멘탈 방어가 필요하네요. 밖에 나가서 바람 쐬며 힐링타임을 가지고 오세요

3. 재미로 보는 전담간호사별 동물 유형

문득 궁금해졌다. 전담간호사를 진료과별 동물로 비유하면 어떤 모습일까? 만약 이걸 연결한다면 단순한 심리테스트를 넘어, 우리 모두의 숨겨진 동물적 본능을 깨우는 유쾌한 상상 여행이다. 이런걸 만들어본 이유는 간단하다. 웃음은 최고의 처방전이고, 병원에서도 유머감각은 필수요소니까!

1. 외과 (Surgery) - 독수리

- 빠른 판단력과 정밀한 기술
- 수술방에서 날카로운 집중력을 유지
- 강한 인내력과 끈기

2. 정형외과 (Orthopedic) - 곰

- 힘이 필요하고, 체력 소모가 많음
- 환자를 들어 올리고 부목, 석고를 다루는 힘과 기술
- 강인하면서도 인내심이 많음

3. 신경외과 (Neurosurgery) - 올빼미

- 밤을 새우는 경우가 많고, 집중력이 중요
- 세밀한 수술과 후처리에서 꼼꼼함 요구
- 예리한 판단력과 차분한 태도

4. 응급의학과 (Emergency Medicine) - 치타

- 빠른 상황 판단과 즉각적인 대응
- 응급 상황에서 신속하고 효율적인 움직임
- 위기 대처 능력이 뛰어남

5. 중환자실 (ICU) - 늑대

- 팀워크가 중요한 환경에서 협력 필수
- 강한 책임감과 멘탈이 요구됨
- 환자의 생사를 탐색하는 긴장감

6. 소아과 (Pediatrics) - 판다

- 아기들과 친근하게 소통하는 부드러움
- 체력적으로 힘들지만 감성적으로 따뜻함
- 인내심과 배려가 필수

7. 내과 (Internal Medicine) – 코끼리

- 기억력이 좋고, 넓은 시야로 환자를 관리
- 차분하고 신중하며 장기적인 케어 능력 필요
- 가족 같은 따뜻한 케어

8. 정신과 (Psychiatry) – 고양이

- 환자의 감정을 민감하게 읽음
- 적절한 거리를 유지하면서도 위로를 줌
- 차분하고 침착한 태도가 필요

9. 산부인과 (Obstetrics & Gynecology) – 캥거루

- 출산 과정에서 엄마와 아기를 보호
- 생명의 탄생을 돕는 강한 모성애적 본능
- 에너지가 넘치고 끊임없이 바쁜 스케줄

10. 마취과 (Anesthesiology) – 카멜레온

- 다양한 수술 환경에 적응해야 함
- 환자의 상태 변화에 민감하게 반응
- 예측 불가능한 상황에서도 유연함 유지
- 각 과마다 요구되는 성향과 업무 스타일이 다르니까

11. 비뇨기과 (Urology) - 비버

- 물과 친숙한 장기(신장, 방광, 요로)를 다룸
- 요로의 흐름을 조절하는 역할이 비버의 댐 만들기와 유사
- 섬세한 처치와 꾸준한 관리가 필요한 분야
- 근면하고 차분한 성격이 중요한 과

12. 성형외과 (Plastic Surgery) - 공작새

- 섬세한 손기술과 예술적 감각이 필수
- 미적 감각과 균형을 고려한 디자인이 중요
- 작은 디테일까지 신경쓰며 정교한 수술 수행
- 환자의 자신감을 높이는 역할 수행

병원은 스트레스의 밀림이고, 간호사는 그 속에서 생존을 위해 뛰는 전사들이다. 하지만 가끔 이렇게 동물유형으로 자신을 비유하며 웃어보면 어떨까? 치타처럼 달리고, 캥거루처럼 품고, 독수리처럼 날카롭게, 공작새처럼 화려하게 일하는 자신을 상상하는 것만으로도 숨통이 트인다. 이건 단순히 재미 이상이다. 우리가 매일 감당하는 답답함을 가볍게 풀어내고, 서로를 격려하는 작은 선물이다. 그러니 오늘, 당신은 어떤동물인지 한번 골라보자. 그리고 동료에게 물어보며 "너 완전 늑대야!, 난 올빼미야!"라며 웃어보자. 긴장 가득한 밀림이 더 따뜻해 질 것이다.

간호사의 진짜 이야기를 담다

-포널스 에세이 북 리스트-

- 간호사1인분만할게요/ 이승희(2023). 포널스.
- 간호사가이던스/ 한동수(2021). 포널스.
- 간호사독서모임해봤니/ 김민지, 전은영, 최서연, 최영림(2019). 포널스.
- 간호사바라던바~다/ 권수민(2021). 포널스.
- 간호사, 무드셀라처럼/ 하민영(2023). 포널스.
- 간호사가사는세상/ 정현선(2019). 포널스.
- 간호사라는이름으로/ 김경숙(2019). 포널스.
- 간호사부/ 손인혜(2021). 포널스.
- 간호사타임즈의간호사/ 간호사타임즈(2024). 포널스.
- 간타의간호사/ 간호사타임즈(2022). 포널스.
- 감정을돌보는간호사/ 손지완(2022). 포널스.
- 꿈을간호하는간호사/ 조원경(2019). 포널스.
- 극한직업/ 이정열(2019). 포널스.
- 낭만간호사/ 송상아(2022). 포널스.
- 뉴질랜드간호사되기/ 장수향(2018). 포널스.
- 몽골땅에쏟은향기로운봉사/ 윤매옥(2024). 포널스.
- 미국부자간호사가난한간호사/ 이지원(2024). 포널스.
- 사막을달리는간호사/ 김보준(2019). 포널스.
- 선넘는간호사- 보건관리자로선넘다/ 최예신(2025). 포널스.
- 선넘는간호사- 호주간호사로선넘다/ 강은진(2025). 포널스.
- 선넘은간호사- 보건교사로선넘다/ 정지윤, 박소영, 이미선, 채서윤(2025). 포널스.

- 선넘은간호사- 해외간호사로선넘다/ 신슬예(2025). 포널스.
- 수간호사어때?/ 여상은(2021). 포널스.
- 신규간호사노가리/ 하혜진(2024). 포널스.
- 신규간호사안내서/ 노은지(2019). 포널스.
- 실버간호사의골든메모리/ 함채윤(2023). 포널스.
- 시작은간호사입니다만,/ 신보혜(2023). 포널스.
- 아이씨유간호사- ICU 간호사-/ 유세웅(2020). 포널스.
- 전담간호사가 필요해/ 함성준(2025). 포널스.
- 예비간호사수다집/ 모형중외(2019). 포널스.
- 응급실간호사/ 임진경(2021). 포널스.
- 워킹간호사/ 김진선(2020). 포널스.
- 국제간호사길라잡이/ 김미연(2019). 포널스.
- 국제간호사두바이편/ 송원경(2021). 포널스.
- 국제간호사미국편/ 정해빛나(2021). 포널스.
- 국제간호사사우디, 조지아편/ 김소미(2022). 포널스.
- 국제간호사호주(탈임상)편/ 윤보혜(2024). 포널스.
- 국제간호사호주편/ 손정화(2020). 포널스.
- 태어난김에국제간호사/ 간호사타임즈(2024). 포널스.
- 초음파사탐구생활/ 염진영(2021). 포널스.
- 빌런간호사/ 박세인(2024). 포널스.